JN070923

七訂 大量調理施設衛生管理のポイント

HACCPの考え方に基づく衛生管理手法

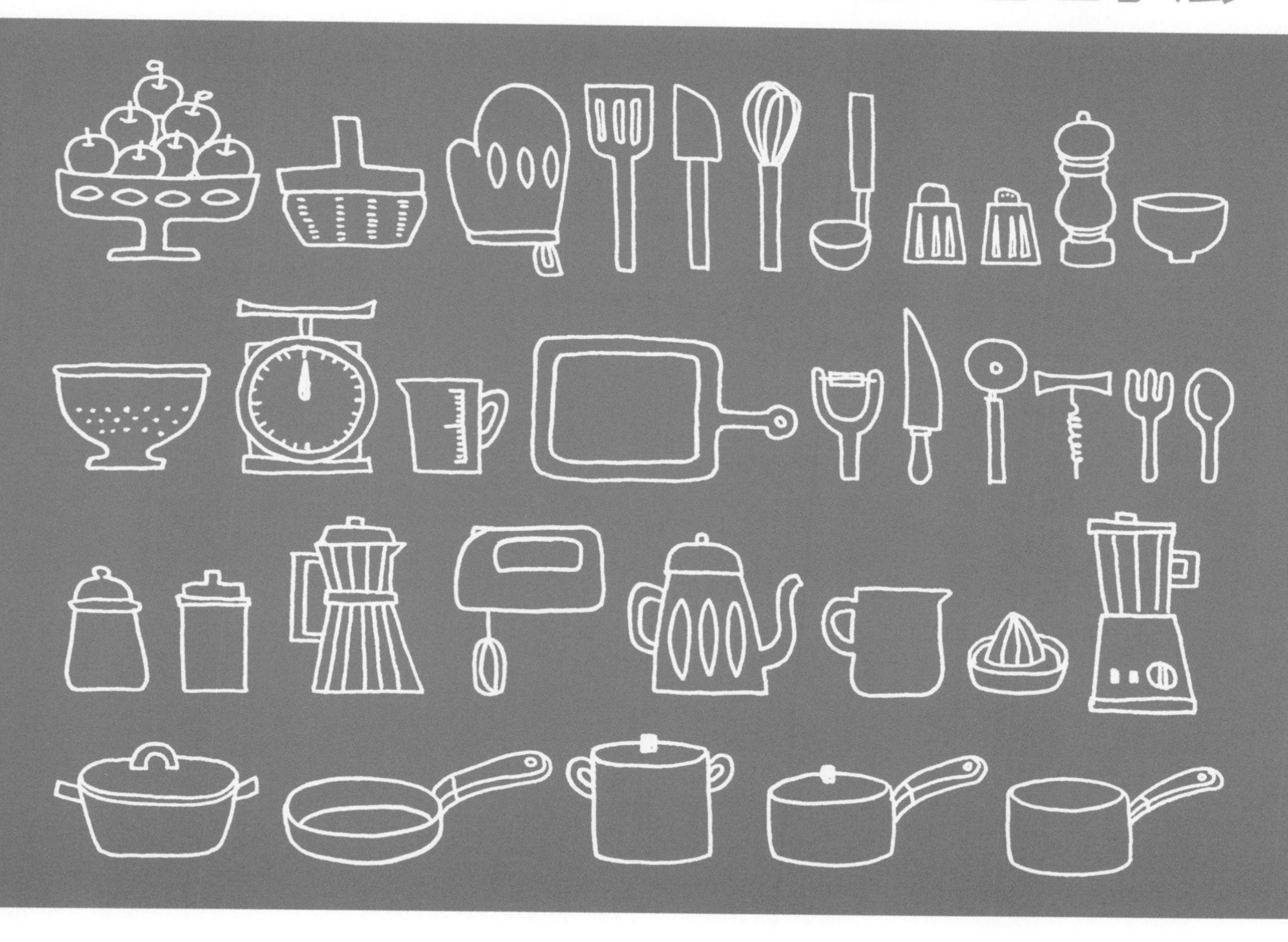

中央法規

はじめに

近年、食生活の多様化、食品流通の広域化、国民の健康志向の高まり等により、食品をめぐる様々な問題が生じております。

特に食中毒は、飲食店や旅館を中心として続発しており、なかでもノロウイルスによる食中毒は患者数が最も多い状況となっています。

また、平成15年には、食品の安全性に係る様々な問題を受け、食品安全基本法の制定、食品衛生法の抜本的な改正等が行われ、食品の安全性の確保に係る食品関係者の責務が規定されました。

同年より厚生労働省の方針を踏まえて都道府県等が行っている一斉取り締まりの結果によれば、学校や病院等の施設においては、設備および食品の取扱いについての違反が多く発見されています。

このような状況のもと、消費者、特に児童・生徒、病弱者、高齢者等に対して、安全な調理食品を安定的に提供することは、営業者等の責務として当然のことですが、その重要な責務を再認識するとともに、現場における問題点の再点検が今一度求められています。

自主的な衛生管理にあたっては、営業者、衛生管理者、従事者等の関係者がその意図を十分理解し、自らの責任で実施すべき衛生上の重要管理事項を確実に遵守することにより、国民に対して安全な食品を提供することができ、ひいては営業者自身を守ることになるのではないかと考えます。

本書は、こうした背景から生まれ、平成５年度の厚生科学研究費に基づく研究成果に加えて、平成９年３月に厚生省から通知された「大量調理施設衛生管理マニュアル」について解説したものです。

また、平成30年の通常国会において、食品衛生法が15年ぶりに改正され、HACCPに沿った衛生管理が制度化されました。これにより、HACCPの考え方に基づいた本書の意義は、ますます重要になると考えています。

大量調理施設のみならず、中小規模の施設にあっても、本書の趣旨を踏まえ、調理施設営業者、衛生管理者、従事者等の毎日の衛生管理の手引書として利用していただくことを期待しています。

「大量調理施設衛生管理のポイント」作成にあたって

近年における社会環境の変化や個人のライフサイクルの多様化に伴い、いつでも温かい弁当を食べることができたり、24時間営業するレストランが次々にできるなど、消費者のニーズに合わせてその営業形態は様々に変化しています。

さらに、高齢化社会の進展により、自治体や介護サービス事業者によるデイサービスや、家庭の主婦など民間のボランティアによるいわゆる福祉給食サービスの事業も拡大の傾向にあり、食品の調理・提供の方法も多様化しています。

平成28～令和２年の５年間における、全国の食中毒の発生状況をみると、年間887から1,330件、１事件当たりの患者数は12.3から17.8人で推移しています。

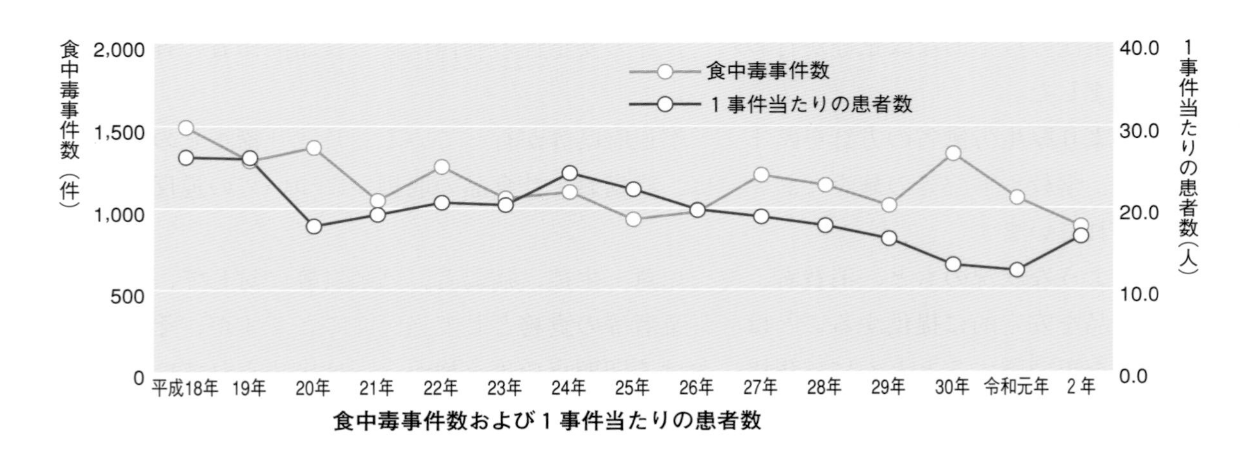

食中毒事件数および１事件当たりの患者数

大量に調理作業を行う施設では、作業の組織化、分業化により多くの人員を必要とします。したがって、作業効率を最優先したり、食品衛生の意義を見失う傾向が見受けられます。例えば、定期的な衛生教育が行われなかったり、調理従事者等の検便を実施しないなど、ややもすると食品衛生の対応がおろそかになってしまいがちです。

こうしたことから、これまでも調理施設に対する衛生管理要領や衛生規範は、いくつか作成されてきましたが、これらの内容は、施設や設備、調理器具などハードウエアの管理および食品の取扱いが主眼となっていました。

しかし、調理施設が大規模化し、調理作業が組織化するうえで、調理施設の食品衛生の運営は誰がどのように行うのか（ソフトウエアの管理）、また、作業が分業化する中で、食品の取扱いのポイントはどこにあるのかを具体的に示し、調理施設において自主的な衛生管理を効果的に進めるうえで、活用しやすいものを作成する必要性が高まってきました。

本書は、集団給食および仕出し屋等、大量調理施設の衛生管理や調理される食品の衛生保持に向けて、日常の作業の中で恒常的にかつ効率的に活用されるべきという考えを基に編集しています。

●本書作成の具体的な要点●

⑴　調理施設の自主的な衛生管理体制の整備、運営の推進を図ります。

⑵　施設の衛生管理を運営するうえで、組織を構成する「運営管理責任者」「衛生管理者」および「調理従事者等」の役割を明確化し、それぞれがその役割に応じた責任を分担するようにします。

⑶　⑴、⑵を基盤として、取扱い食品を調理、加工するうえで、その作業工程の「仕入れ（検収）」「原材料の保管」「下処理」「調理・加工」「製品の放冷、保管」「盛りつけ」「配食および配送」「製品の検査と検食の保存」「廃棄物の処理」に至る一連の作業手順にそった衛生管理の要点を示しました。

⑷　また、作業を始める前の施設の管理として、「衛生管理体制の確立」「記録の作成・保存の方法」「施設の衛生管理」「調理器具、機械および容器の管理」「使用水の管理」および「調理従事者等の衛生管理」について、その要点を示しました。

⑸　さらに、食品の取扱いについて具体的なポイントを示すために、食品の種類を「肉料理」「魚介類料理」「卵料理」「煮込み料理」「炒めご飯・パスタ類」「盛りつけ料理」「サラダ・和えもの」の７つの料理方法に分け、これらに「水」を加えて８つのカテゴリーに分類し、それぞれについて、仕入れ、保存および調理上の注意すべき要点を具体的に示し、実際の調理現場において利用しやすいものとしました。

●具体的な活用方法●

本書は、第１部と第２部により構成されています。

第１部では、調理施設における施設や調理器具・機械、使用水の整備と管理、調理従事者等の衛生管理などについて総括的に示すとともに、食品の仕入れから、調理・加工・配食に至る作業手順にそって、運営管理責任者、衛生管理者、調理従事者等が果たすべき役割について具体的に示してあります。

第２部では、食品やその料理方法に注目して、調理に際し作業現場において具体的な取扱いのポイントをまとめてあります。

大量調理施設の規模を測る要素には、施設の従事者の数、調理提供数、調理作業の分業化、取扱い食品の種類などが考えられます。したがって、本書は施設規模や調理の形態に応じた活用をします。

●用語の定義●

■大量調理施設：本書においては、次のいずれかの要件を備えた施設をいいます。
①一時に多種類のまたは大量の食品を取り扱い、弁当や給食を調製している。
②食品の仕入れから下処理、調理・加工に至る作業を分担して行い、各作業工程が組織化されている。

■運営管理責任者：実際に施設を運営、監督し施設の総括的な管理を行う責任者をいいます。例えば、学校給食施設の場合は学校長または共同調理場長を指し、事業所等での委託による給食の場合は、調理業務を請け負った業者を指します。

■衛生管理者：食品衛生責任者など、衛生知識を十分にもち、調理施設の作業現場において、食品衛生の分野を総括的に管理する人をいいます。

■調理従事者等：食品の仕入れから、保管、下処理、調理・加工、配食・配膳等の各作業で、直接食品を取扱う者をいい、臨時職員を含みます。

●対　　象●

対象となる調理施設は以下のとおりです。

○学校、病院、寮、事業所および福祉施設等の集団給食施設
○ホテル、旅館、宴会場等の大規模飲食施設
○いわゆるドライブイン、郊外型レストラン等の大規模飲食店
○セントラルキッチン、カミサリー等の調理施設
○仕出し屋、弁当屋
(※いわゆる福祉給食事業を含む)

目次

第1部　大量調理施設の衛生管理

第2部　食品・料理別の衛生管理

1 第1部　大量調理施設の衛生管理

1 作業開始にあたって

（1）衛生管理体制の確立

運営管理責任者 衛生管理者 調理従事者等	◆衛生管理体制の組織づくりに着手する ◆自主検査システムを構築する ◆定期的な衛生教育を行う ◆食中毒等、緊急時の連絡体制を整備する

組織づくり

大量調理施設において、衛生管理を円滑にかつ効果的に進めるため、営業者等の施設の「運営管理責任者」、現場の「衛生管理者」および「調理従事者等」の役割と責任を明確化した組織体制をつくります。

●運営管理責任者の役割●

運営管理責任者（調理施設の経営者または学校長等）は、施設の総括的な衛生管理の総指揮の役割を担って次のことを行います。

①施設の衛生管理に関する責任者である「衛生管理者」を指名します。
②日頃から食材の納入業者についての情報収集に努め、品質管理の確かな業者から食材を購入しましょう。同じ納入業者から継続して購入する場合は、配送中の温度管理の徹底を指示し、納入業者が定期的に行う原材料の微生物検査等の結果の提出を求めましょう。
③衛生管理者と協力して、「衛生管理点検表」を作成します。
④衛生管理者に衛生管理点検表に基づく点検作業を実施させるとともに、点検結果を報告させ、適切に点検が実施されたことを確認します。
⑤点検結果を１年間保管します。
⑥点検結果に基づき、必要な改善措置を講じます。
⑦衛生管理者や調理従事者等に対して、衛生管理等に関する必要な知識・技術の周知徹底を図ります。
⑧調理従事者等を含め職員の健康管理や健康状態の確認を組織的・継続的に行い、調理従事者等の食中毒菌等への感染や施設汚染の防止に努めます。
⑨責任者は、衛生管理者に毎日作業開始前に、各調理従事者等の健康状態を確認させ、その結果を記録させるようにします。
⑩調理従事者等に定期的な健康診断と、月に１回以上の検便検査を実施します。検便検査には腸管出血性大腸菌の検査を含めることとし、ノロウイルスの流行期である10月から３月までの間には月に１回以上又は必要に応じてノロウイルスの検便検査を受けさせるよう努めることとされています。

⑪責任者は、ノロウイルスの無症状病原体保有者であることが判明した調理従事者等を、検便検査においてノロウイルスを保有していないことが確認されるまでの間、食品に直接触れる調理作業を控えさせます。

⑫調理従事者等に下痢、おう吐、発熱などの症状があったときや、手指等に化膿創があったときは調理作業に従事させないようにします。

⑬下痢やおう吐の症状がある調理従事者等をただちに医療機関に受診させ、感染性疾患の有無を確認します。ノロウイルスが原因と診断された場合は、検便検査においてノロウイルスを保有していないことが確認されるまでの間、食品に直接触れる調理作業を控えさせます。

⑭ノロウイルスに感染した調理従事者等と一緒に感染の原因となった食事を喫食するなど、感染の機会があった可能性がある調理従事者等について、速やかにノロウイルスの検便検査を実施し、検査の結果ノロウイルスを保有していないことが確認されるまでの間、食品を直接取り扱う調理作業に従事することを控えさせます。

⑮献立ごとの調理工程表の作成に当たっては、次の事項に留意します。

ア　調理従事者等の汚染作業区域から非汚染作業区域への移動を極力行わないようにすること。

イ　調理従事者等の１日ごとの作業の分業化を図ることが望ましいこと。

ウ　調理終了後速やかに喫食されるよう工夫すること。

⑯施設の衛生管理全般について、専門的な知識を有する者から定期的な指導、助言を受けます。また、従事者の健康管理については、労働安全衛生法等関係法令に基づき産業医等から定期的な指導、助言を受けます。

⑰高齢者や乳幼児が利用する社会福祉施設や保育所等においては、平常時から施設長を責任者とする危機管理体制を整備して、感染拡大防止のための組織対応を文書化するとともに、具体的な対応訓練を行います。また、従業者や利用者の下痢やおう吐の発生を迅速に把握するため、定常的に有症状者数を調査・監視します。

運営管理責任者の責務

調理施設の経営者等運営管理責任者には、安全な食品を提供する義務があり、万一食中毒をおこした場合、次のように各種責任を問われた上で処分等を受けることになります。

- ・社会的責任　⇒ 食品業界全体への影響
- ・行政上の責任 ⇒ 営業の禁停止、許可の取り消し
- ・民事上の責任 ⇒ 損害賠償責任
- ・刑事上の責任 ⇒ 刑法による業務上過失の刑事処分

したがって、運営管理責任者は、食中毒防止対策として、次の点に積極的に取り組む必要があります。

- ・コンプライアンス（法令遵守）の徹底
- ・従業員の衛生教育等の実施
- ・業界団体等を通じた情報収集、食品衛生思想の普及啓発

・仕入れ（納入）先の名称等の記録保存

その上で、一連の調理作業の施設管理として、本書で示す「衛生管理体制の確立」、「記録の作成・保存の方法」、「施設の衛生管理」、「調理器具、機械および容器の管理」、「使用水の管理」、「調理従事者等の衛生管理」を理解し遵守する必要があり、これによって、安全な食品の提供が可能となり、ひいては運営管理責任者自身を守ることになります。

●衛生管理者の役割●

衛生管理者は大量調理施設において調理現場での衛生管理を実施・管理する役割を担います。

①運営管理責任者とともに、衛生管理点検表を作成し、これに基づく点検作業を行います。
②衛生管理点検表は、毎日、運営管理責任者へ提出し、点検結果を報告します。
③点検の結果、異常の発生を確認したときには、応急措置を講ずるとともに、速やかに運営管理責任者へ報告し、指示を受けます。
④施設の補修や調理従事者等からの提案を運営管理責任者に進言します。

●調理従事者等の役割●

①衛生的な態度（→26～30ページ参照）を身につけます。
②自己の健康を管理し、体調に異常のあるときは衛生管理者に申し出ます。
③食品取扱い者としての自覚をもち、衛生管理者の指示を遵守します。
④施設の衛生管理の担い手として、衛生環境を改善させる提案をします。

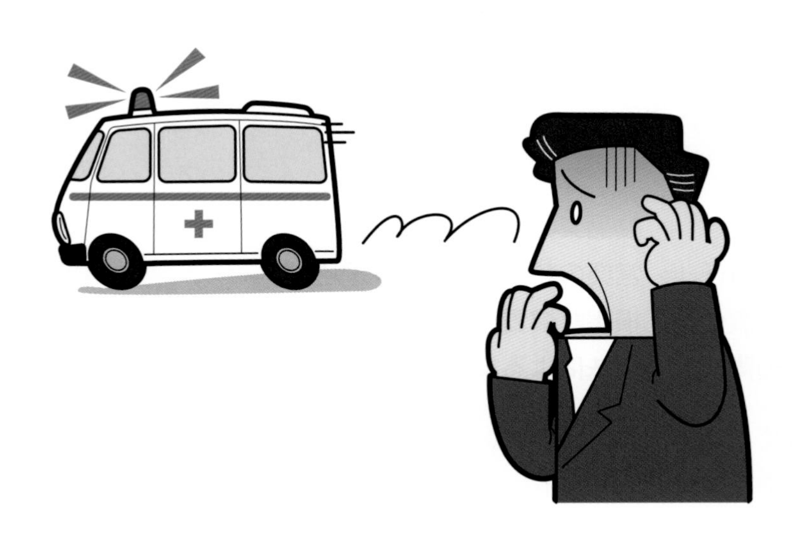

定期的な点検と点検方法

●点検項目と点検方法●

①調理施設内の整備、補修に関する事項、調理器具、機械、食品等の取扱い等について調理従事者等の果たすべき役割を整理し、それを具体的にわかりやすく示した点検項目を盛り込んだ「衛生管理点検表」を作成します。

②点検表中の項目に従い、衛生管理者は、定期的に点検します。

衛生管理組織の例

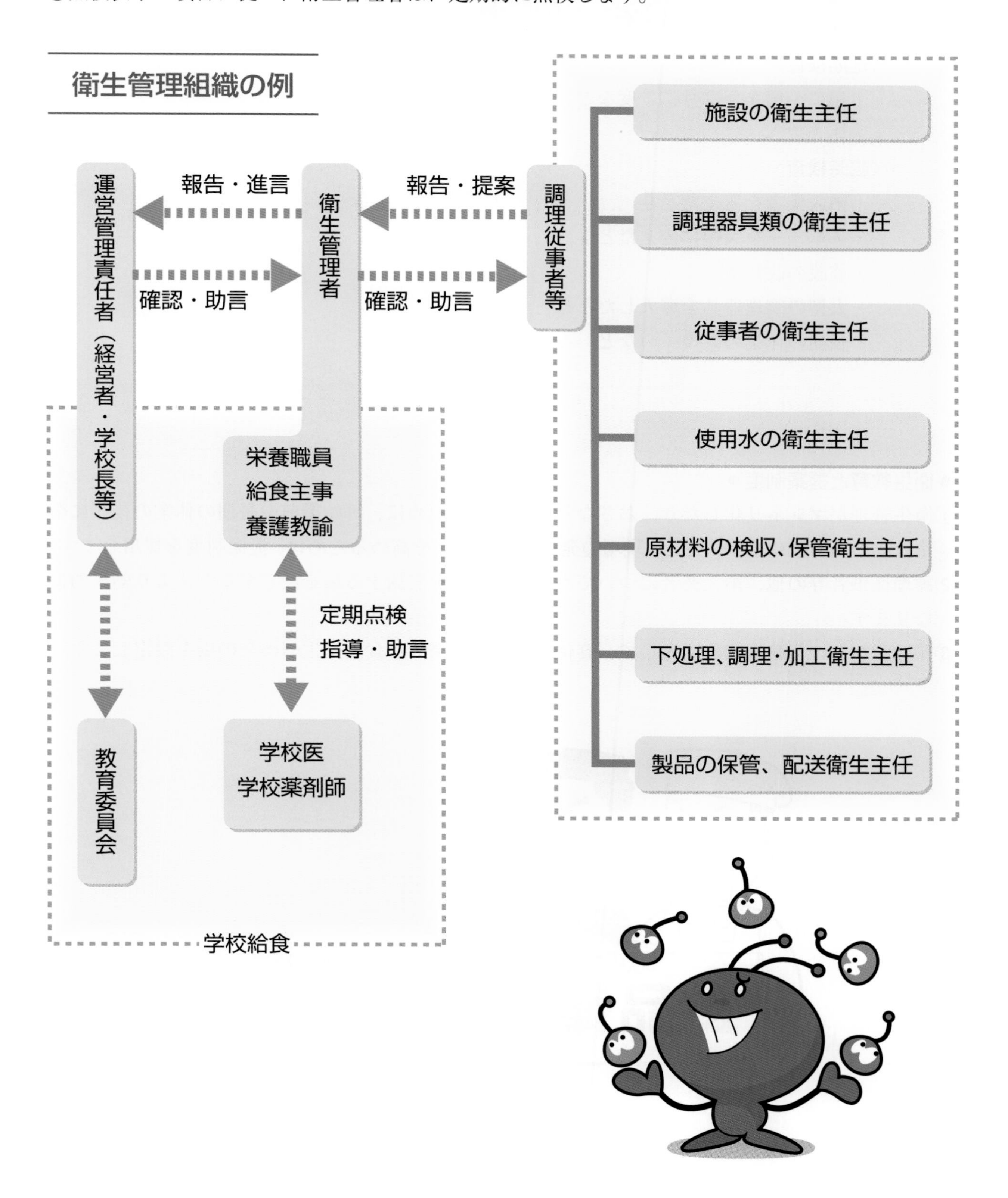

●正しい点検と検査●

①衛生管理者は、点検表に基づいて、点検項目が確実に行われていることを確認するとともに、運営管理責任者に報告し、運営管理責任者はこれを確認します。

②さらに、日常の衛生管理が確実に行われていることを実証し、また改善点を探るため、ふきとり検査や落下菌の検査、製品の検査を行います。

細菌検査や製品検査のタイミングは？

〈定期検査〉

・週に１度または月に１度など、定期的に行います

〈臨時検査〉

・納入業者を変えたとき
・メニューを大幅に変えたとき
・施設の改装後
・大型の調理器具を導入したとき
・長期の休業の直後……など

●衛生教育と提案制度●

①衛生管理がマンネリ化したり、おざなりにならないために、毎始業前や長期の休業の後等に衛生教育の場を設けます。また、現場の発見や改善意欲を高めるために、提案制度を採用します。

②調理従事者等の他、納入業者についても、衛生教育を実施する場を設定すると、より効果的になります。

③保健所などの行政機関と協力して、具体的でかつ効果的な食品衛生の啓発の場を設定します。

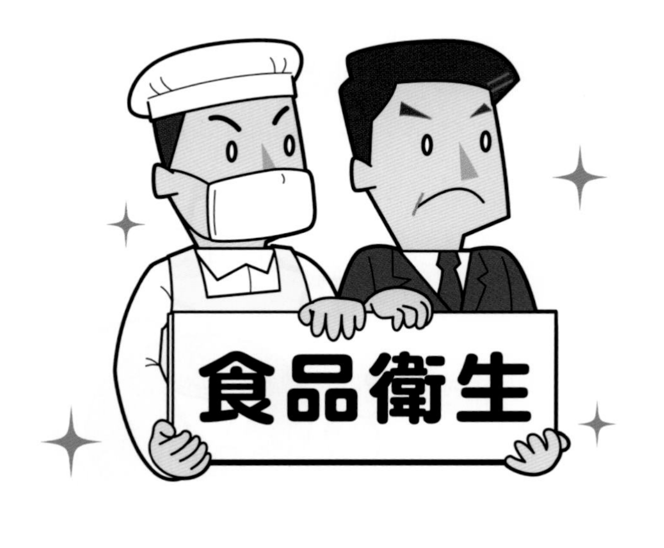

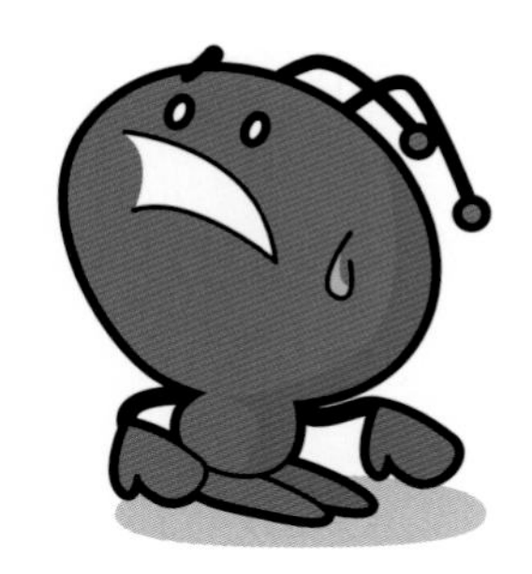

食中毒等、緊急時の連絡体制の整備

事故の拡大や再発を防止するために、緊急時の連絡処理体制を確立します。

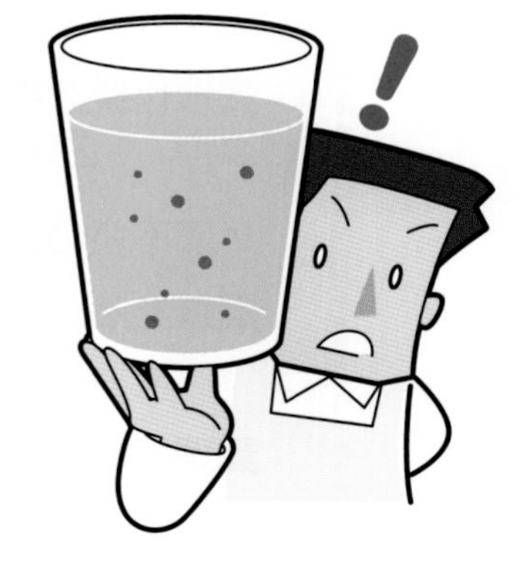

●使用水の異常を発見したとき●

始業前の官能検査、残留塩素濃度の測定

↓

使用水がおかしい
（混濁、色、におい、味、残留塩素濃度）

↓

給水の使用をやめる
調理作業を中断する

↓

原因究明

- ◆滅菌装置を使用している場合は正常に稼働していますか
- ◆最新の水質検査の成績はどうですか
- ◆直近の受水槽の清掃はいつ行いましたか
- ◆水道管のさび……など

↓

保健所に連絡する

↓

水質検査の実施

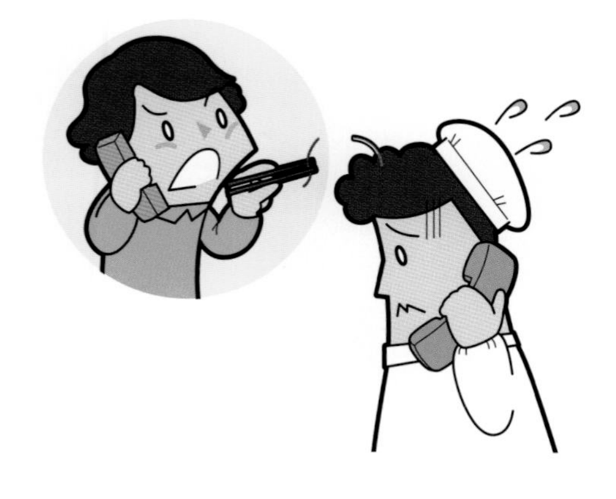

●異物混入等の苦情があったとき●

煮物の中に髪の毛が入っていた！

↓

誠意のある応対
苦情内容を的確に把握する

↓

原因究明

- ◆帽子を正しくかぶっていますか
- ◆専用の作業服を着ていますか
- ◆作業服は清潔ですか

↓

保健所に連絡する

↓

同様の苦情が繰り返されないよう、具体的な解決策を講じ、衛生教育の場等で啓発する

●調理従事者等の中に体調不良の人が多く発生したとき●

今日は欠勤者が多い？

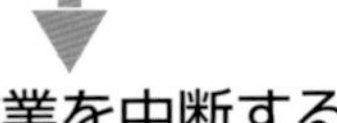

調理作業を中断する

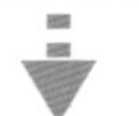

体調不良の人の具体的な症状を調査する

- ◆いつから？
- ◆腹痛（どの部分が？）
- ◆下痢（軟便、水様便、粘液便）
- ◆おう吐（回数）
- ◆頭痛、発熱（体温）
- ◆その他の症状

※下痢、おう吐、発熱などの症状があったとき、手指等に化膿創があったときは調理作業に従事しない。

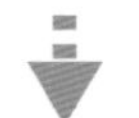

調理従事者等の中に体調不良の人が他にいないかどうか確認する

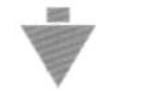

必要に応じて医師の診察を受ける

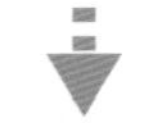

保健所に相談する

検便から食中毒起因菌が検出されたとき

営業を自粛し、保健所の指示に従います。

※検便から食中毒起因菌が出なくなるまで、調理作業には従事しない（施設の消毒をします）。

●万一、食中毒事故が起こったとき●

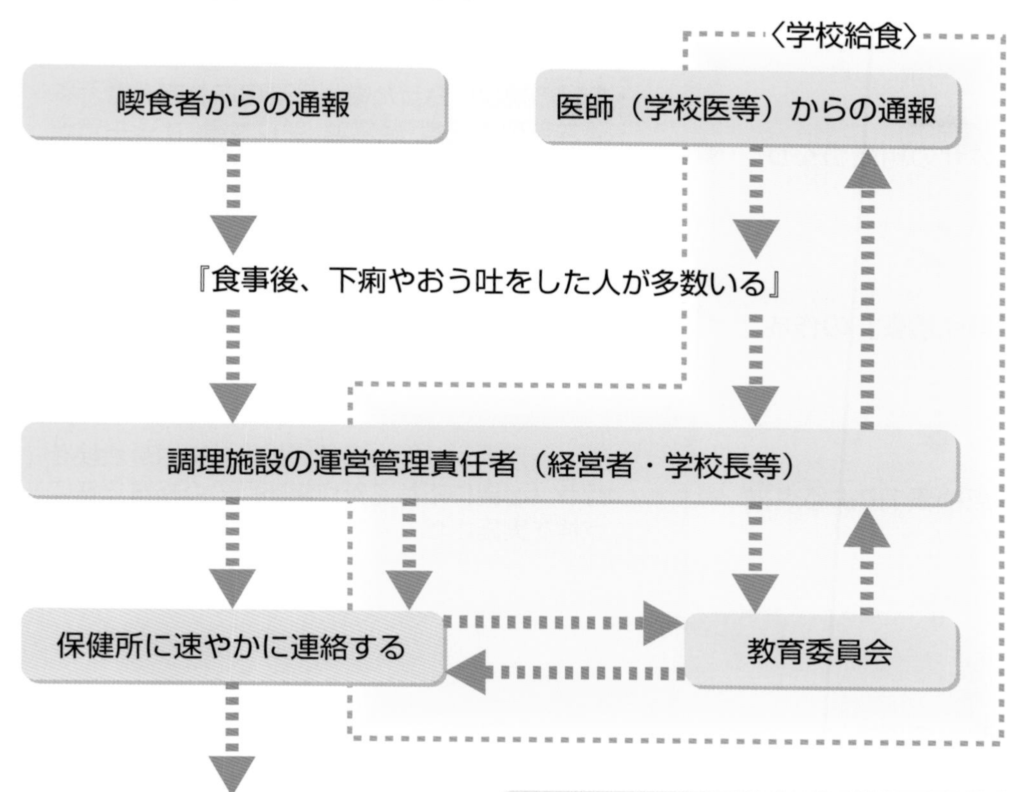

調理作業の中断
調理営業の自粛

◆他のグループに患者がいないかどうか確認する
◆調理従事者の中に体調不良の人がいないかどうか確認する

◆使用水の水質検査結果を用意する
◆最近2週間の献立表を用意する
◆原材料の仕入先を明確にできるようにする
◆製品の配送先を明確にできるようにする

◆検食をすぐに提出できるように準備しておく

◆保健所の指示・調査に協力する

保健所による調査、原因究明

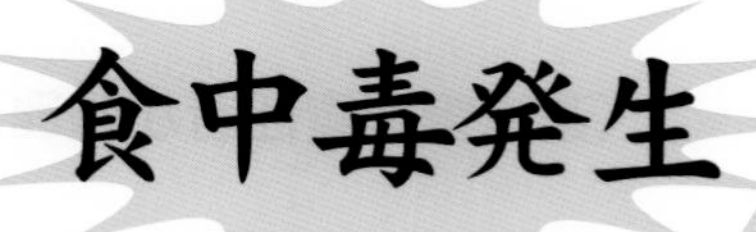

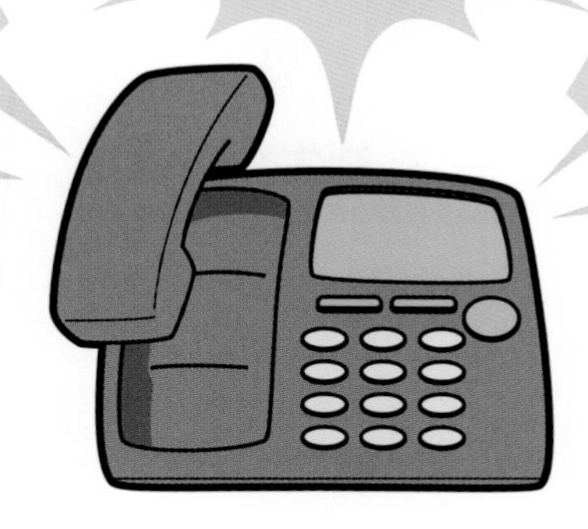

自主衛生管理の進め方（まとめ）

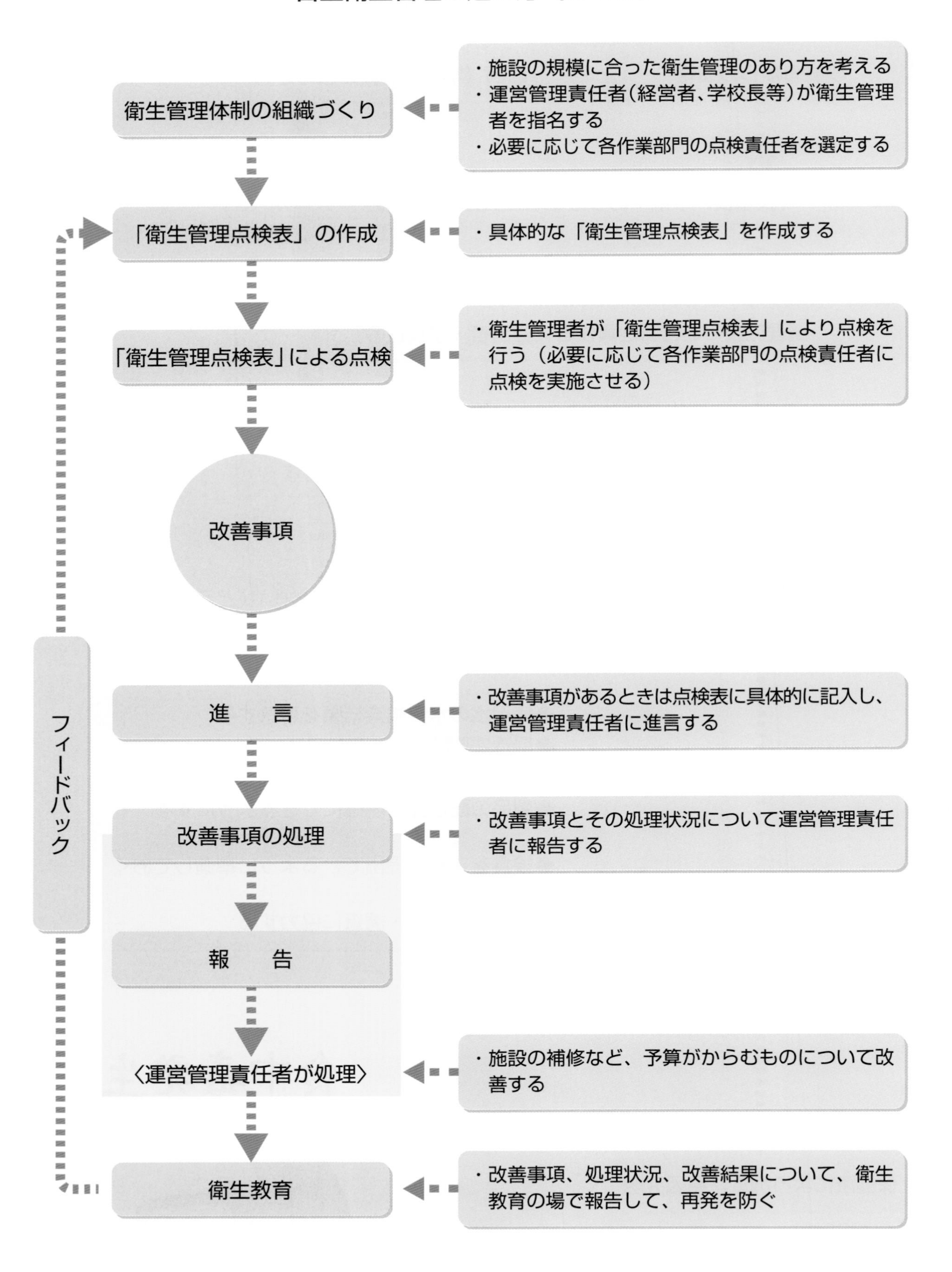

（2）記録の作成・保存の方法

運営管理責任者	◆記録の作成・保存に関する方針・体制を整備する。 ◆記録の作成・保存を総合的に管理する。
衛 生 管 理 者	◆記録の作成・保存を管理する。 ◆記録の作成・保存が徹底されていることを確認する。
調 理 従 事 者 等	◆記録の作成・保存を実施する。

食品等事業者による記録の作成・保存の方法については、厚生労働省のガイドラインで次のとおり示されています。

記録の作成

●基本的な記録事項●

納入業者および配送先等に係る基本的な事項として、次の事項を記録します（具体的には、次ページの記録保存事項を参照）。

・仕入年月日
・納入業者の名称および所在地
・食品等の名称
・ロット確認が可能な情報（年月日表示またはロット番号）

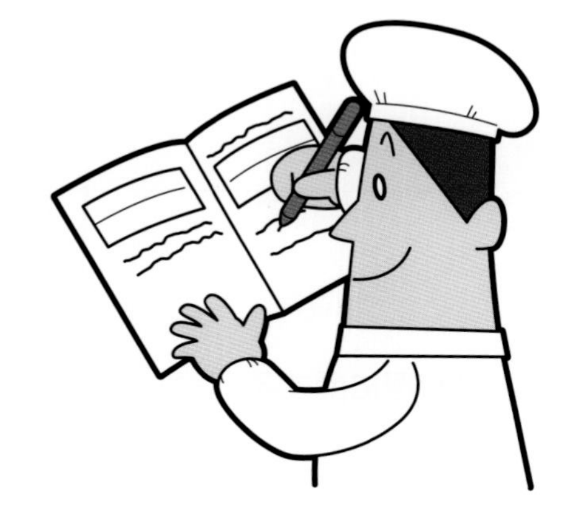

●記録書類●

記録事項が確認できる書類であれば、専用の帳簿を作成する必要はありません。また、電磁的記録によるものでも構いません。

納入または販売台帳、注文書、契約書、送り状、領収書、輸入時における食品等輸入届出書控等、他の目的の為に作成する納入・販売の記録に係る書類でも差し支えありません。

記録の保存期間

取扱う食品の流通実態（消費期限または賞味期限）に応じて合理的な期間を設定します。

なお、多種多様な食品を納入、販売等する場合で流通実態に応じた保存期間の設定が困難な場合は、販売後１～３年間を目安に設定します。

記録保存事項

<table>
<tr><td rowspan="4">(1) 原材料に関する記録</td><td rowspan="2">① 原材料が農林水産物の場合</td><td>○</td><td>・名称
・納入業者名と所在地
・生産者名と所在地（輸入原材料の場合で、生産者名と所在地が分からない場合は、輸出者名と所在地）
・仕入年月日
・仕入時の検品を実施した場合の当該記録（外観、表示、温度等）
・食品衛生法の規格基準への適合に係る検査結果その他原材料の安全性の確認を実施した場合の当該記録
・仕入量（仕入元毎、１回または１日毎）</td></tr>
<tr><td>△</td><td>・内容量
・仕入に係る保管および運搬業者名</td></tr>
<tr><td rowspan="2">② 原材料が製造、加工された食品等の場合</td><td>○</td><td>・名称
・納入業者名と所在地
・製造または加工者名と所在地
・原材料のロットが確認可能な情報（年月日表示またはロット番号）
・仕入年月日
・仕入時の検品を実施した場合の当該記録（外観、表示、温度等）
・食品衛生法の規格基準への適合に係る検査結果その他原材料の安全性の確認を実施した場合の当該記録
・仕入量（仕入元毎、１回または１日毎）</td></tr>
<tr><td>△</td><td>・内容量
・仕入に係る保管および運搬業者名</td></tr>
<tr><td colspan="2" rowspan="2">(2) 製品管理に関する記録</td><td>○</td><td>・製造または加工に用いた原材料の品名
・原材料のロットが確認可能な情報
・製品の製造・加工の状況を確認した場合の当該記録（殺菌温度、保管温度等の食品衛生法に基づく基準のあるものに限る。）
・製造量（製造日またはロット毎）</td></tr>
<tr><td>△</td><td>・製造・加工の状況を確認した場合の記録（上記以外のもの）</td></tr>
<tr><td colspan="2" rowspan="2">(3) 製品または加工品に関する記録</td><td>○</td><td>・名称
・販売先名と所在地
・ロットが確認可能な情報
・販売年月日
・販売時の検品を実施した場合の当該記録（外観、表示、温度等）
・食品衛生法の規格基準への適合に係る検査を実施した場合の当該記録
・販売量（販売先毎、１日または１回毎）</td></tr>
<tr><td>△</td><td>・内容量
・販売に係る保管および運搬業者名</td></tr>
</table>

○：可能な限り記録の作成保存に努めるべき事項　△：記録の作成保存が期待される事項

※中小事業者についてはすべて△として取り扱う。

（3）施設の衛生管理

運営管理責任者	◆施設を整備、補修する
衛生管理者	◆施設の補修部分を進言する ◆定期的に、施設の保守状況を確認する ◆衛生害虫の駆除記録を保管する
調理従事者等	◆施設の補修部分を提案する ◆施設の内外の清潔を保つ ◆ねずみや衛生害虫を定期的に駆除する

施設の整備

●施設の周辺●

「施設」とは、食品を製造、加工、調理、貯蔵する等食品の取扱いに関係のある全ての施設をいいます。施設の周囲の地面は土やほこりが舞うことのないように、例えばコンクリートなどで覆い、耐水性で排水がよく、清掃しやすい状態であることがよいでしょう。

●施　設●

施設は、隔壁等により、汚水溜、動物飼育場、廃棄物集積場等の不潔な場所から完全に区別しましょう。十分な換気を行い、高温多湿を避けましょう。調理場は湿度80%以下、温度は25℃以下が望まれます。衛生的な管理に努め、みだりに部外者を立ち入らせたり、不必要な物品等を置くのはやめましょう。

●掃除しやすい床、内壁、天井●

床の構造には、ドライシステム（乾燥した床面）とウエットシステム（絶えず水を流す床面）がありますが、ドライシステム化を積極的に図ることが望ましいです。なお、衛生管理には一長一短があるので、それぞれの構造に適した衛生対策を行います。

ドライシステム

不浸透性の床材でコーティングしてあり、床が常に乾燥している。清掃は、水を使用して行うことができる。

〈衛生対策〉

ほこりとともに空中に舞っている細菌による汚染を防ぐために、床の清掃や殺菌を頻繁に行います。

ウエットシステム

滑りにくく、酸やアルカリに強い床材を使用しており、床全体に水を流して洗浄できる。

〈衛生対策〉

排水溝を設け、水はけのよい構造にします。また、床からの水しぶきは１メートル以上も飛散することもあるため、腰壁を不浸透性にして掃除がしやすいようにします。床面に水を使用する部分では、適当な勾配（100分の２程度）および排水溝（100分の２から４程度の勾配を有する）を設け、排水が容易に行えるようにします。

●区　画●

施設の各構造は、壁などで区別（「区画」といいます）をして、食材料に付着した細菌をもちこまないようにしたり、製品の汚染を防ぐようにします。

食品の各調理過程ごとに、汚染作業区域（検収場、原材料の保管場、下処理場）、非汚染作業区域（さらに準清潔作業区域（調理場）と清潔作業区域（放冷・調製場、製品の保管場）に区分される）を明確に区分します。なお、各区域を固定し、それぞれを壁で区画する、床面を色別する、境界にテープを貼る、等により明確に区画するようにします。

●十分な採光●

食品や調理済の製品に万一、虫や異物が付着していた場合に見分けられるように、また調理器具や機械の摩耗や剝離などを発見できるよう、照明の明るさや色、位置に工夫します。例えば、調理作業台の上は100ルクス以上が必要です。

●十分な広さの作業場●

調理従事者が互いに体がふれたりするような狭い作業場では、調理作業がやりにくいばかりでなく、施設内の洗浄がおろそかになります。また人が細菌の汚染源となっていることが多く、重大な事故発生の原因となりかねません。

※施設には網戸やエアーカーテン、自動ドアを設置するなど、衛生害虫やねずみが入らないようにします。

●作業場の各区画ごとに、また使用しやすい位置に手洗い設備を設ける●

食中毒防止の基本は手洗いです。手洗いは、細菌を寄せつけない最も簡単で確実な方法です。したがって、施設の各区画ごとに、手を洗う設備を設置します。

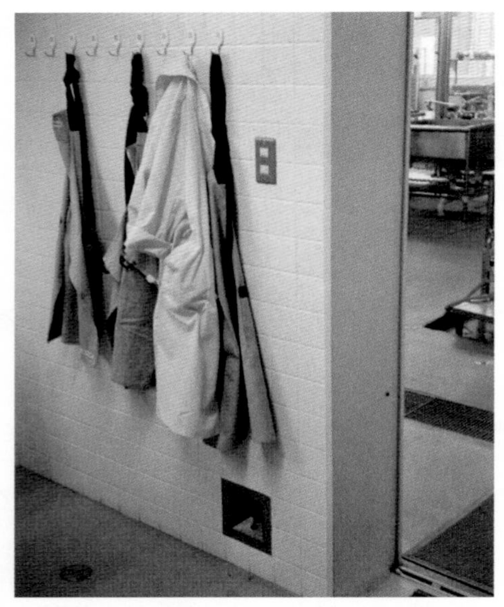

▲足もとに開閉スイッチのある自動ドア

☆具体的には、各作業区域の入口手前や、作業中に頻繁に手を洗える場所に設置します。
☆手洗い設備は手を洗うための専用とし、食器具の洗浄設備と混用しないようにします。
☆やむを得ず調理台や食器具用シンクの近くに手洗い設備を設置する場合は、それらより一段低い場所に設置して、飛沫が飛ばないようにします。
☆手洗い設備は蛇口やコックなど直接手で操作する方式のものよりも、足踏み式や感知式のものなどにします。
☆手洗いに適切な石けん、爪ブラシ、ペーパータオル、消毒液等を定期的に補充し、常に使用できるようにしておきましょう。

施設の中の手洗いの位置

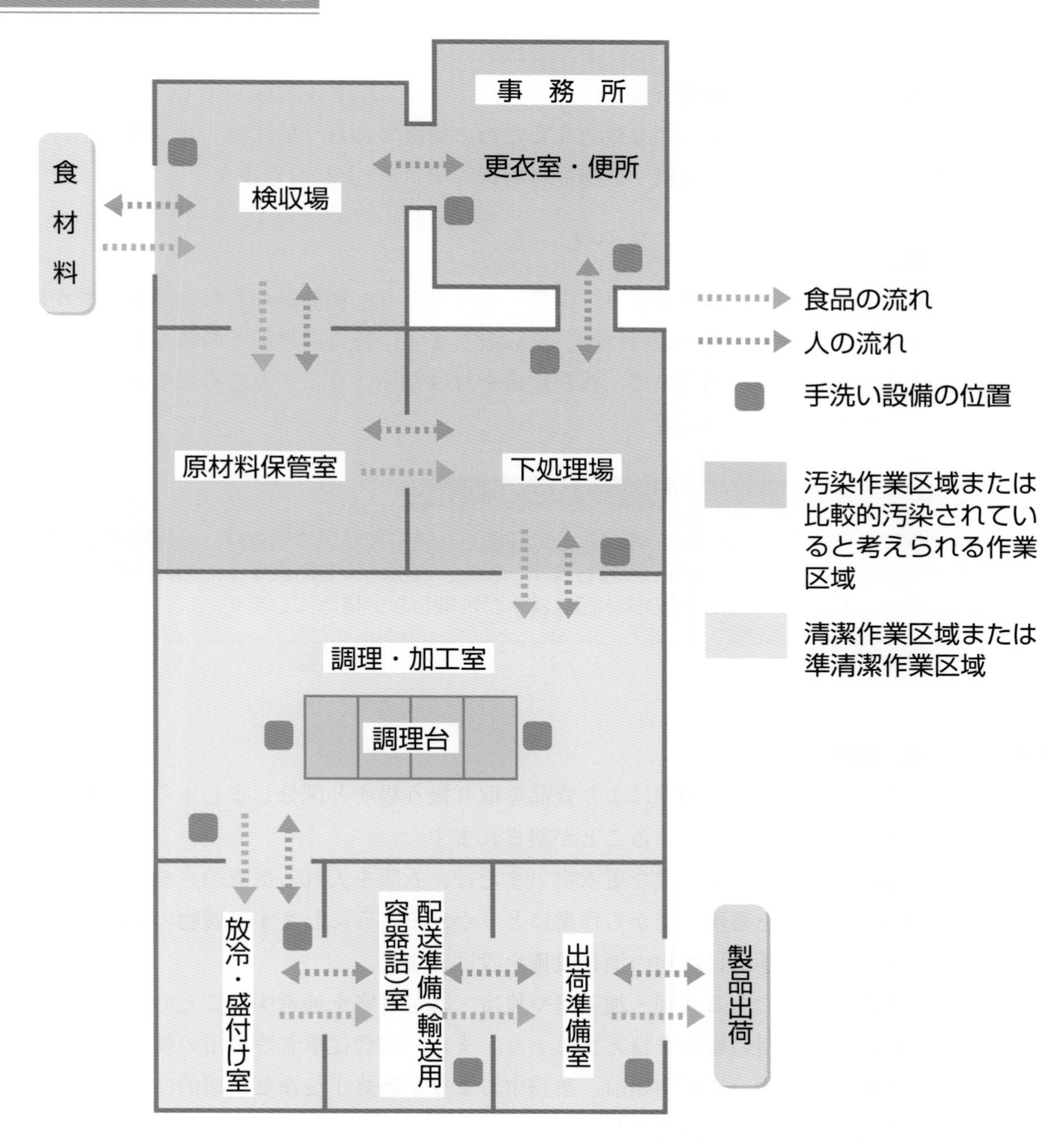

※施設の中でも「調理・加工室」「放冷・盛付け室」と「配送準備（輸送用容器詰）室」は非汚染作業区域なので、更衣室や便所からは直接行き来できない構造とします。

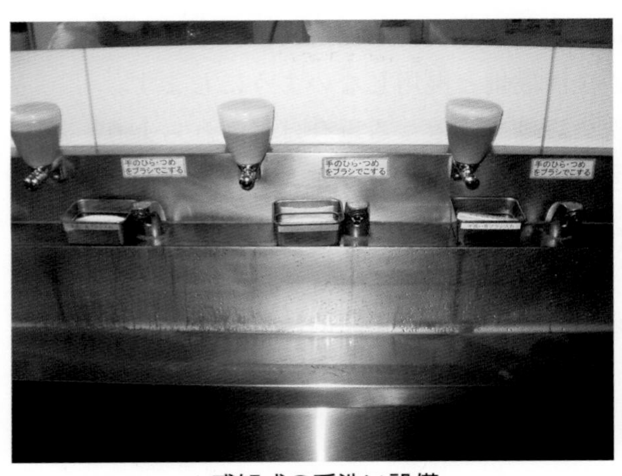

▲感知式の手洗い設備

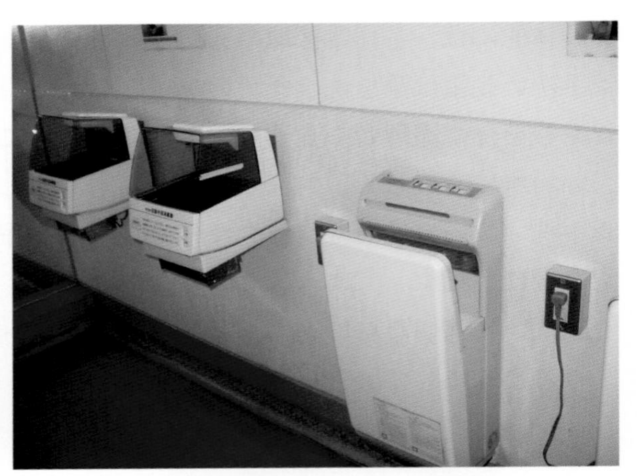

▲自動手指消毒器などの設備

●検収場、常温・低温原材料保管庫（室）●

施設には、原材料の鮮度や表示事項を確認するための場所である「検収場」と、検収を終えた原材料を適正な温度で保管する「常温・低温原材料保管庫（室）」をおきます。

●調理・加工場、盛付け場●

施設には、煮る、焼くなどの調理を行う「調理・加工場」と、加熱処理した食品を速やかに冷まし、盛付けを行う「放冷室」や「盛付け室」を設置します。特に調理加工の済んだ食品は細菌がいないか、大変少ない状態にあるので、再び細菌を付けないようにするために空調設備を設けるなど、清潔な状態を保つ工夫が必要です。

シンク

シンクは調理の用途別に相互汚染しないように設置し、特に加熱調理用食材、非加熱調理用食材、器具の洗浄等を行うシンクは別に設置します。また、二次汚染を防止するため、洗浄・殺菌し、清潔に保つこととし、シンク等の排水口は排水が飛散しない構造にします。

●専用の更衣室、便所●

便所、休憩室および更衣室は、隔壁により食品を取り扱う場所と区分しましょう。調理場等から３m以上離れた場所に設けられていることが望まれます。

施設には、従業員の数に応じた清潔な更衣室（または、衣服を入れる更衣箱）を設け、専用の衣服、履物、帽子、マスクを着用してから作業にとりかかるようにします。履物の交換が困難な場合は、各作業区域の入口手前に履物の消毒設備を設けます。

便所は、非汚染作業区域である調理・加工室や放冷・盛付け室を通過することのないよう配置し、専用の手洗い設備、専用の履物を備えましょう。また、調理従事者等専用の便所を設けることが望ましいとされています。業務開始前、業務中および業務終了後など定期的に清掃および消毒剤による消毒を行って衛生的に保ちましょう。

施設の管理

施設・設備は必要に応じて補修を行い、施設の床面（排水溝を含む。）、内壁のうち床面から１ｍまでの部分および手指の触れる場所は１日に１回以上、施設の天井および内壁のうち床面から１ｍ以上の部分は１月に１回以上清掃し、必要に応じて、洗浄・消毒を行います。施設の清掃は全ての食品が調理場内から完全に搬出された後に行いましょう。

施設におけるねずみ、昆虫等の発生状況を１月に１回以上巡回点検するとともに、ねずみ、昆虫の駆除を半年に１回以上（発生を確認したときにはその都度）実施し、その実施記録は１年間保存します。施設およびその周囲は、維持管理を適切に行うことにより、常に良好な状態に保ち、ねずみや昆虫の繁殖場所の排除に努めましょう。なお、殺そ剤または殺虫剤を使用する場合には、食品を汚染しないようその取扱いには十分注意しましょう。

施設（客席等の飲食施設、ロビー等の共用施設を含みます。）において利用者等がおう吐した場合には、消毒剤を用いて迅速かつ適切におう吐物の処理を行うことにより、利用者および調理従事者等へのノロウイルス感染および施設の汚染防止に努めましょう。

◉点検表を作成して、具体的な項目について、定期的に点検します。

◉改善事項については、衛生管理者が運営管理責任者に進言し、処理状況を記入します。

※点検表は70ページ

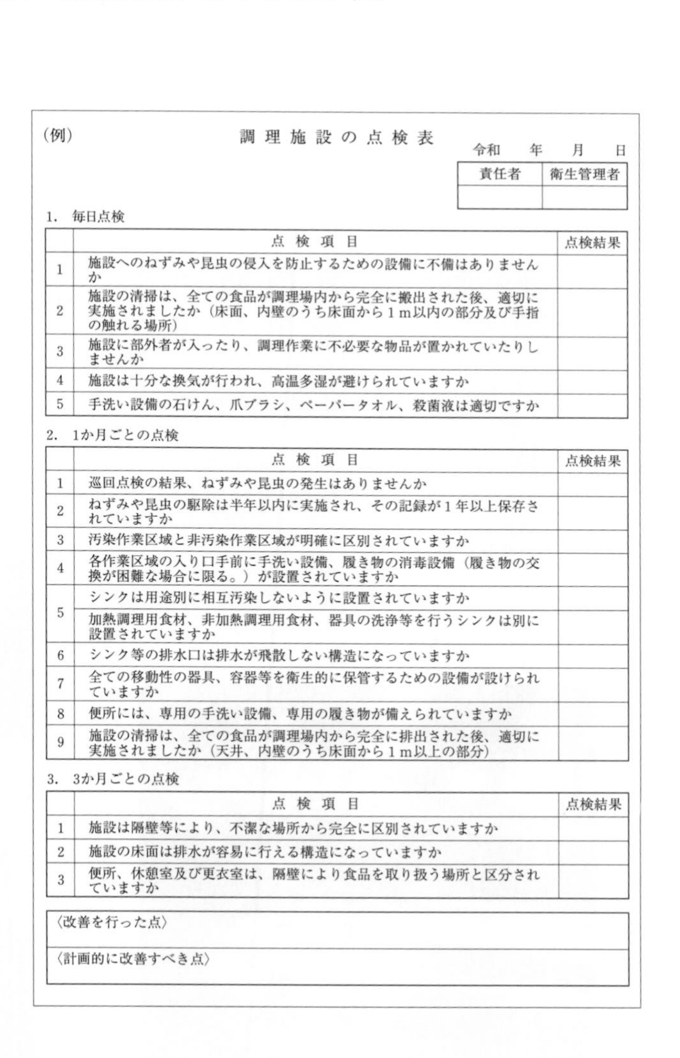
（例）

調理施設の点検表

令和　　年　　月　　日

責任者	衛生管理者

1.　毎日点検

	点検項目	点検結果
1	施設へのねずみや昆虫の侵入を防止するための設備に不備はありませんか	
2	施設の清掃は、全ての食品が調理場内から完全に搬出された後、適切に実施されましたか（床面、内壁のうち床面から１ｍ以内の部分及び手指の触れる場所）	
3	施設に部外者が入ったり、調理作業に不必要な物品が置かれていたりしませんか	
4	施設は十分な換気が行われ、高温多湿が避けられていますか	
5	手洗い設備の石けん、爪ブラシ、ペーパータオル、殺菌液は適切ですか	

2.　1か月ごとの点検

	点検項目	点検結果
1	巡回点検の結果、ねずみや昆虫の発生はありませんか	
2	ねずみや昆虫の駆除は半年以内に実施され、その記録が１年以上保存されていますか	
3	汚染作業区域と非汚染作業区域が明確に区別されていますか	
4	各作業区域の入り口手前に手洗い設備、履き物の消毒設備（履き物の交換が困難な場合に限る。）が設置されていますか	
5	シンクは用途別に相互汚染しないように設置されていますか	
	加熱調理用食材、非加熱調理用食材、器具の洗浄等を行うシンクは別に設置されていますか	
6	シンク等の排水口は排水が飛散しない構造になっていますか	
7	全ての移動性の器具、容器等を衛生的に保管するための設備が設けられていますか	
8	便所には、専用の手洗い設備、専用の履き物が備えられていますか	
9	施設の清掃は、全ての食品が調理場内から完全に排出された後、適切に実施されましたか（天井、内壁のうち床面から１ｍ以上の部分）	

3.　3か月ごとの点検

	点検項目	点検結果
1	施設は隔壁等により、不潔な場所から完全に区別されていますか	
2	施設の床面は排水が容易に行える構造になっていますか	
3	便所、休憩室及び更衣室は、隔壁により食品を取り扱う場所と区分されていますか	

〈改善を行った点〉

〈計画的に改善すべき点〉

（4）調理器具、機械および容器の管理

運営管理責任者	◆洗浄に便利な食器具類を導入する ◆余裕のある収納設備を設置する ◆洗浄作業をしやすいように機械などを配置する

●洗浄しやすく、十分な数量の調理器具、容器●

①洗浄や殺菌しやすい材質、構造のものを選びます。

②調理量に見合った十分な数量と規模の調理器具、機械、容器を準備します。

③作業動線を考慮し、適切な場所に調理器具、容器をすべて収納できる戸棚を準備します。その際、今後メニューが増え、それにつれて調理器具や容器の種類と数が増えることを想定して、収納スペースに余裕をもって、大きめのものを用意し、収納します。

④包丁やまな板などの調理器具は、食品別（特に加熱調理用食品･非加熱調理用食品）、用途別にそれぞれ専用のものを用意し使用します。

用途別	食品別
下処理用	魚介類用 食肉類用 野菜類用
調理用	生食野菜用 刺身魚介類用 加熱済食品用

※専用の調理器具には、色テープを巻くなどして、目印をつけて見分けられるようにしておくと便利です。

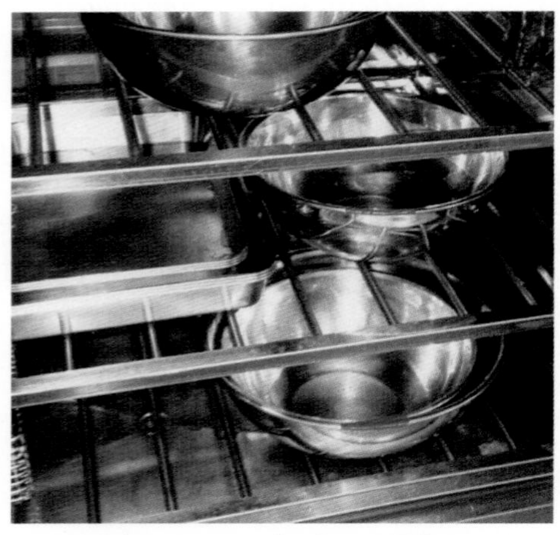

▲ボウルもテープの色で区別します

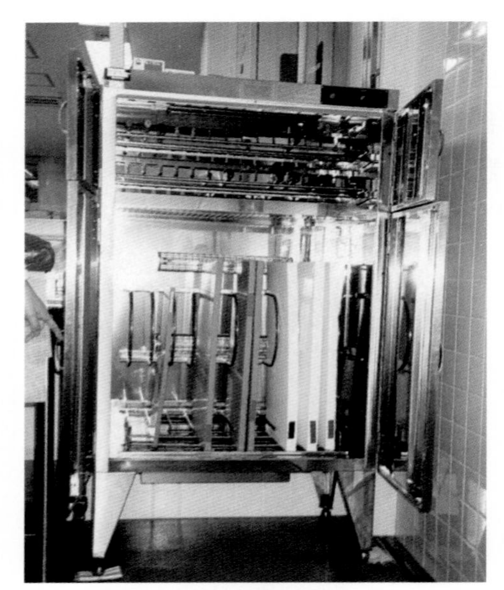

▲まな板の殺菌保管庫

衛生管理者	◆自動洗浄機や消毒保管庫が正常に作動していることを確認する ◆調理器具、機械等の保管、取扱いが衛生的になされていることを確認する

●自動洗浄機の取扱い●

自動洗浄機の使用方法は、機種によって違うので、機械に合った水温、水量の設定がされていることを確認します。機械の保守は納品業者に連絡して定期的にアフターケアしてもらいましょう。

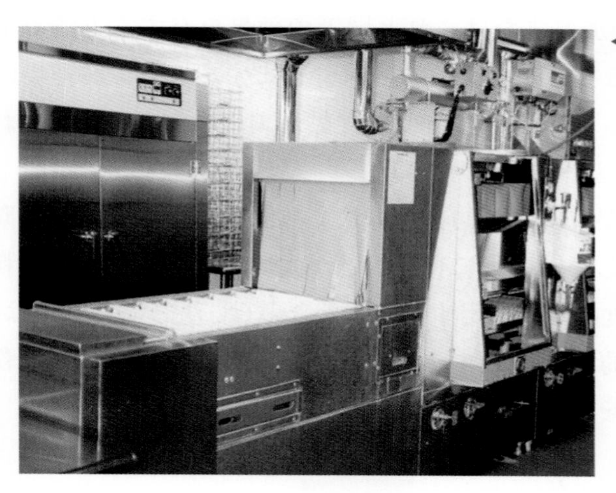

◀自動洗浄機による洗浄は、各機械ごとのマニュアルにそって使用します。

（例）　調理器具等の点検表

令和　年　月　日

責任者	衛生管理者

調理器具、容器等の点検表

	点検項目	点検結果
1	包丁、まな板等の調理器具は用途別及び食品別に用意し、混同しないように使用されていますか	
2	調理器具、容器等は作業動線を考慮し、予め適切な場所に適切な数が配置されていますか	
3	調理器具、容器等は使用後（必要に応じて使用中）に洗浄・殺菌し、乾燥されていますか	
4	調理場内における器具、容器等の洗浄・殺菌は、全ての食品が調理場から搬出された後、行っていますか（使用中等やむを得ない場合は、洗浄水等が飛散しないように行うこと。）	
5	調理機械は、最低1日1回以上、分解して洗浄・消毒し、乾燥されていますか	
6	全ての調理器具、容器等は衛生的に保管されていますか	

〈改善を行った点〉

〈計画的に改善すべき点〉

◉点検表を作成して、具体的な項目について、定期的に点検します。

◉改善事項については、衛生管理者が運営管理責任者に進言し、処理状況を記入します。

※点検表は71ページ

調理従事者等	◆十分な量の流水で洗浄する ◆よく乾燥させる ◆調理器具、容器等の整理整頓を励行する

●調理器具、機械類の洗浄と殺菌●

調理器具や機械のうち、分解できるものは最低1日1回以上分解して機械の細部まで洗浄します。

また、殺菌の方法は、熱湯や消毒剤等の薬品を使う場合がありますが、温度や濃度に注意して、効果的に殺菌しましょう。洗浄・殺菌した後は、乾燥させましょう。

器具、容器等の使用後は、器具等の洗浄・殺菌マニュアル（→82ページ）に従い、全面を流水で洗浄し、さらに、80℃、5分間以上の加熱またはこれと同等の効果を有する方法で十分殺菌した後、乾燥させ、清潔な保管庫を用いるなどして衛生的に保管します。なお、調理場内における器具、容器等の使用後の洗浄・殺菌は、原則として全ての食品が調理場内から搬出された後に行います。

また、器具、容器等の使用中も必要に応じ、同様の方法で熱湯殺菌を行うなど、衛生的に使用します。この場合、洗浄水等が飛散しないように行うことが大切です。なお、原材料用に使用した器具、容器等をそのまま調理後の食品用に使用するようなことは、決して行ってはいけません。

まな板、ざる、木製の器具は食中毒菌が残存する可能性が高いので、特に十分な殺菌に留意します。なお、木製の器具は極力使用を控えるほうが良いでしょう。

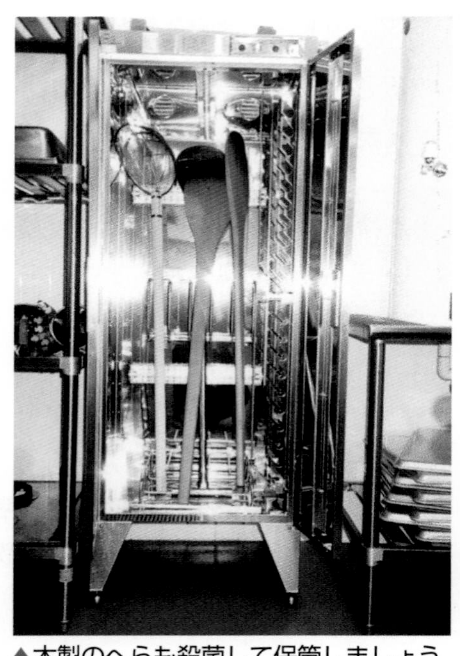

▲木製のへらも殺菌して保管しましょう

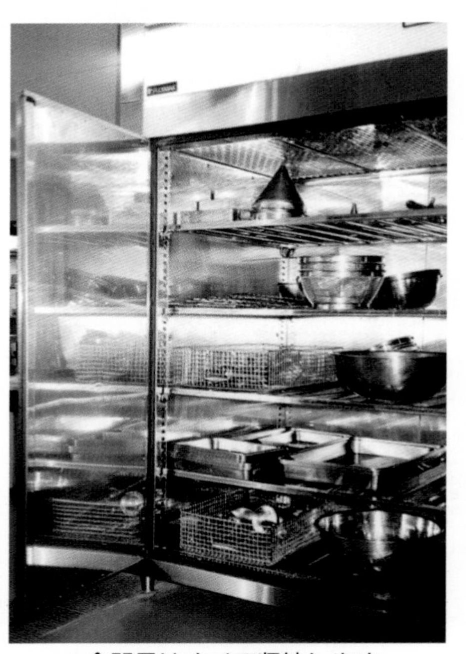

▲食器具はすべて収納します

メモ　二次汚染

食中毒でみられる二次汚染とは、調理の過程で、調理器具や調理者の手指が汚れていたために、本来は汚れていない食品を汚してしまうことです。まな板や包丁、はし、皿やバット等を洗わず、繰り返し使うと、二次汚染の原因になります。調理場で使うフキンなどが汚染を拡げることもあります。特に、生肉や魚介類に使った調理器具は、速やかに洗浄・殺菌を行います。殺菌方法は熱湯をかけることも有効です。また、調理者は、流水・石けんによるこまめな手洗いを心掛けましょう。

（5）使用水の管理

衛生的な使用水の確保

運営管理責任者	◆使用水を総合的に管理する ◆手洗い、洗浄設備を使用しやすい位置に設置する ◆使用水が異常を示したときに、対策を講じる体制をつくる

●使用水の水源の確認●

施設で使用する給水について、水道直結式であるか、水道水を受水槽に貯めたものであるか、または井戸水・沢水・湧水等であるかを確認し、食品製造用水を使用します。

水道事業により供給される水以外の井戸水等の水を使用する場合には、公的検査機関、厚生労働大臣に登録された登録検査機関等に依頼して、年２回以上水質検査を受けましょう。検査の結果、飲用不適とされた場合は、直ちに保健所長の指示を受け、適切な措置を講じます。検査結果は１年間保管します。

●水源の衛生の確認●

井戸水・沢水・湧水等によって給水する場合は、水質が渇水や風雨等、気象条件により影響されやすいので、水源に雨水や汚水が流れ込まないような対策をとります。

また、通常と異なる状況のときには臨時に水質検査を実施して、使用水の衛生を確認します。

●受水槽等の清掃●

年に１回以上は、専門の業者に依託して、しっかりと清掃しましょう。清掃した証明書は、１年間保存しておきます。

衛生管理者	◆滅菌装置またはろ過装置の保守、管理を行う ◆受水槽等の清掃の記録を管理する ◆使用水の検査の記録を管理する

●滅菌装置またはろ過装置の管理●

井戸水・沢水・湧水によって給水している場合は滅菌装置が正常に稼働していることを、残留塩素の検査などによって確認します。

ろ過装置を使用している場合は、細菌が住みつくのを防ぐために、こまめに活性炭などのろ過部分を交換しましょう。受水槽を使用する場合にも、残留塩素を検査しましょう。

●使用水の検査と記録●

使用水は、色、濁り、におい、異物のほか、貯水槽を設置している場合や井戸水等を殺菌・ろ過して使用する場合には、遊離残留塩素が0.1mg／L以上であることを始業前および調理作業終了後に毎日検査し、記録しましょう。

調理従事者等	◆手洗い設備周辺の整理整頓を励行する

●給水方式に応じた水質検査●

給水方式にそった水質検査を定期的に行います。

給水方式	毎日	年に2回以上
水道直結式	色、濁り、におい、異物等	――
水道水を受水槽に貯めたもの	色、濁り、におい、異物、残留塩素等	専門的な検査★（理化学検査 細菌検査）
井戸水・沢水・湧水等		

★専門的な検査の項目は、給水方式によって違います。給水方式を確認してから、依頼検査をしましょう。検査成績書は、1年間保存しておきます。

◉点検表を作成して、具体的な項目について、定期的に点検します。

◉改善事項については、衛生管理者が運営管理責任者に進言し、処理状況を記入します。

※点検表は72ページ

（例）　使用水の点検表

令和　年　月　日

責任者	衛生管理者

使用水の点検表

採取場所	採取時期	色	濁り	臭い	異物	残留塩素濃度
						mg/l
						mg/l
						mg/l
						mg/l

井戸水、貯水槽の点検表（月1回点検）

	点検項目	点検結果
1	水道事業により供給される水以外の井戸水等の水を使用している場合には、半年以内に水質検査が実施されていますか	
	検査結果は1年間保管されていますか	
2	貯水槽は清潔を保持するため、1年以内に清掃が実施されていますか	
	清掃した証明書は1年間保管されていますか	

〈改善を行った点〉

〈計画的に改善すべき点〉

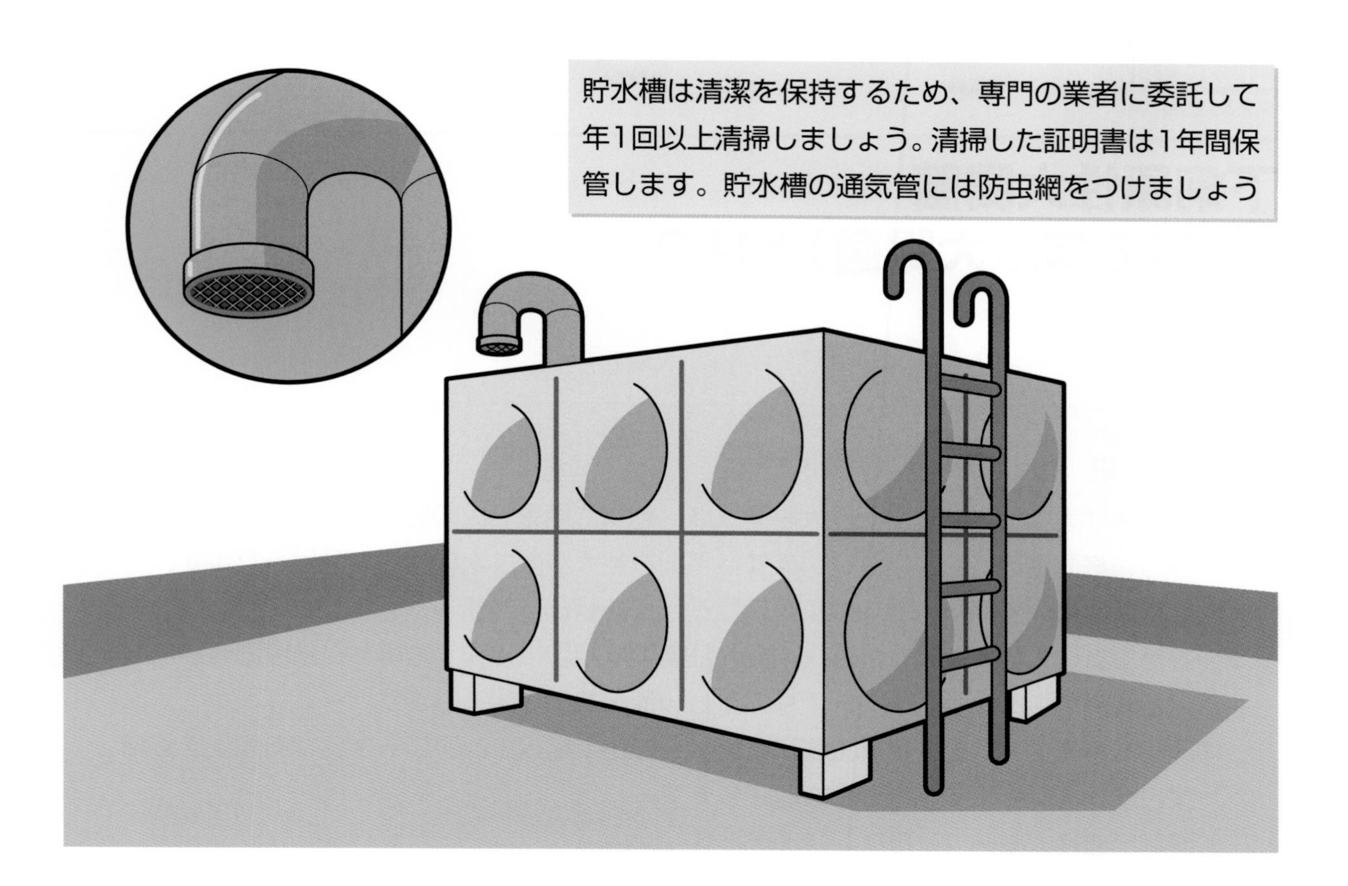

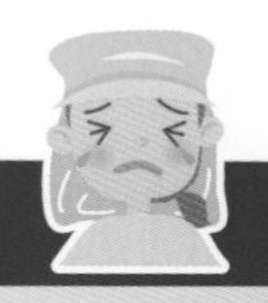

こんな失敗 ① ――――受水槽に汚水が混入して下痢原性大腸菌による食中毒

▶10月中旬、A高等学校で文化祭に参加していた生徒、父母ら670人が下痢、腹痛等の食中毒様症状をうったえました。

▶この学校では数日前から飲用水に濁りや臭気があり、水質検査の結果、細菌数、大腸菌群が多量に検出され、下痢原性大腸菌による食中毒であることがわかりました。この飲用水の使用を停止するよう指示した矢先の事故でした。

▶この学校の受水槽は汚水槽に隣接しており、受水槽の中を汚水槽に繋がる雑排水のパイプが貫通している構造でした。そこに汚水を汲み上げるポンプが故障して、あふれた汚水が受水槽に流れ込んだのが原因でした。

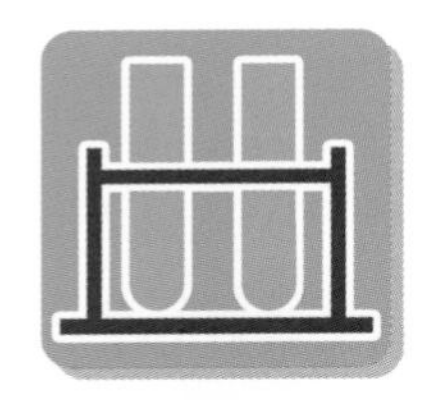

下痢原性大腸菌（広義の病原大腸菌）とは？

◆由　来

下痢原性大腸菌（広義の病原大腸菌）は、動物や健康な人の腸管内に存在する大腸菌のうち、病原性を有する菌をいいます。下痢原性大腸菌は次の４つに分けられます。

①腸管病原性大腸菌：小腸に感染して腸炎などを起こします。

②腸管組織侵入性大腸菌：大腸（結腸）粘膜上皮細胞に侵入・増殖し、粘膜固有層に糜爛（びらん）と潰瘍を形成する結果、赤痢様の激しい症状を引き起こします。

③腸管毒素原性大腸菌：小腸上部に感染し、コレラ様のエンテロトキシンを産生する結果、腹痛と水様性の下痢を引き起こします。

④腸管出血性大腸菌（O157など）（→25ページ）

◆主な症状

下痢、腹痛、発熱

◆潜伏期間

１日～３日

◆菌の分布

動物や人の腸管。糞便を介して自然界に広く分布

◆主な原因食品

菌に汚染された食品および飲用水

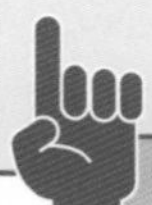

予防のポイント

■貯水槽や井戸水などを使用している場合は、定期的に水質検査を実施して使用水の安全を確認する。

■貯水槽の清掃、点検を実施し、衛生管理に努める。

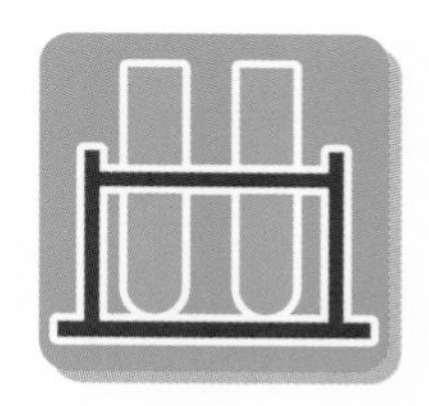

腸管出血性大腸菌（O157など）とは？

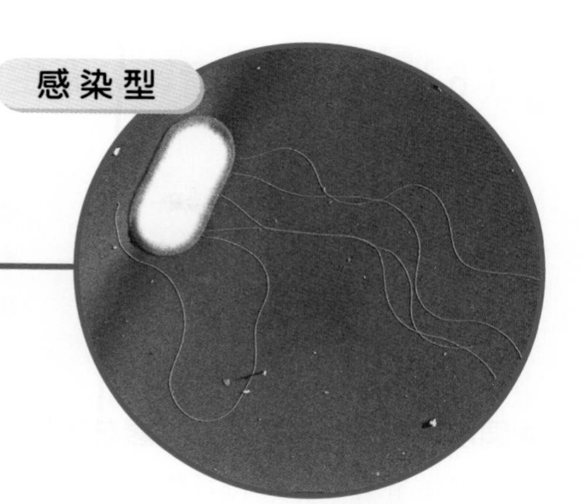

腸管出血性大腸菌
〈写真提供：国立感染症研究所〉

◆由　来

腸管出血性大腸菌は、菌の成分によりさらにいくつかに分類され、代表的な「O157」の他に「O26」や「O111」などが知られています。

赤痢菌が産生する志賀毒素類似の毒力の強いベロ毒素を産生し、出血を伴う腸炎を引き起こします。

◆主な症状

激しい腹痛、水様性の下痢、著しい血便。子どもと高齢者は、溶血性尿毒症症候群（HUS）や脳症（けいれんや意識障害など）を引き起こしやすい

◆潜伏期間

3日～8日

◆菌の分布

牛などの家畜や人の腸管。糞便を介して土壌、下水など自然界に広く分布

◆主な原因食品

井戸水、牛レバー刺し、ユッケ、牛タタキ、ローストビーフ、シカ肉、サラダ、貝割れ大根、メロン、白菜漬け等および二次汚染による各種食品

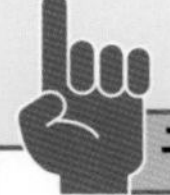

予防のポイント

■食肉は中心部まで十分加熱（75℃、1分間以上）する。
■幼小児やお年寄りには、肉の生食をさせない。
■焼肉などをする場合は、食べるはしと取りばしを区別する。

（6）調理従事者等の衛生管理

運営管理責任者	◆定期的に健康診断を実施する ◆定期的に検便を実施する ◆調理量に対し、十分な人員を確保する

●調理従事者等は、健康状態を報告しましょう●

調理従事者等は、毎日作業開始前に、自らの健康状態を衛生管理者に報告し、衛生管理者はその結果を記録しましょう。

●健康診断を実施しましょう●

調理従事者の健康診断を定期的に行い、食品衛生上の危害の発生の防止に必要な健康状態を把握しましょう。

●月に１回は検便の日●

検便は食品を取り扱う全ての人を対象に、月に１回以上は必ず行います。検便検査[注1]には、腸管出血性大腸菌の検査を含め、10月から３月までの間には月に１回以上又は必要に応じて[注2]ノロウイルスの検便検査に努めましょう。なお、ノロウイルスの無症状病原体保有者であることが判明した調理従事者等は、検便検査においてノロウイルスを保有していないことが確認されるまでの間、食品に直接触れる調理作業を控えるなど適切な措置をとることが望まれます。

注１：ノロウイルスの検査にあたっては、遺伝子型によらず、概ね便１g当たり10^5オーダーのノロウイルスを検出できる検査法を用いることが望ましいです。ただし、検査結果が陰性であっても検査感度によりノロウイルスを保有している可能性を踏まえた衛生管理が必要です。

注２：ノロウイルスの検便検査の実施にあたっては、調理従事者の健康確認の補完手段とする場合、家族等に感染性胃腸炎が疑われる有症者がいる場合、病原微生物検出情報においてノロウイルスの検出状況が増加している場合などの各食品等事業者の事情に応じ判断します。

※万一、サルモネラ属菌等の食中毒起因菌が検出された場合は、保健所と相談のうえ、食品を直接取り扱わない作業に従事させるようにしましょう。

衛 生 管 理 者	◆調理従事者等の健康状態を確認する ◆調理従事者等の衛生的な服装を確認する ◆調理従事者等の衛生的な態度を確認する

●始業前の点検●

毎始業前に、主に次の内容を点検します。

①調理専用の作業着、帽子、マスク、履物を着用していること。
②毛髪が帽子からはみ出ていないこと。
③下痢や風邪などで体調を崩していないこと。
④手に手荒れなど、化膿創がないこと。
⑤爪は短く切ってあり、マニキュアを塗っていないこと。
⑥指輪や時計をはずしていること。

⑦正しい手の洗い方をしていること。

◉点検表を作成して、具体的な項目について、定期的に点検します。

◉改善事項については、衛生管理者が運営管理責任者に進言し、処理状況を記入します。

※点検表は73ページ

(例)

従事者等の衛生管理点検表

令和　　年　　月　　日

責任者	衛生管理者

氏名	下痢	嘔吐	発熱等	化膿創	服装	帽子	毛髪	履物	爪	指輪等	手洗い

	点検項目		点検結果
1	健康診断、検便検査の結果に異常はありませんか		
2	下痢、嘔吐、発熱などの症状はありませんか		
3	手指や顔面に化膿創がありませんか		
4	着用する外衣、帽子は毎日専用で清潔なものに交換されていますか		
5	毛髪が帽子から出ていませんか		
6	作業場専用の履物を使っていますか		
7	爪は短く切っていますか		
8	指輪やマニキュアをしていませんか		
9	手洗いを適切な時期に適切な方法で行っていますか		
10	下処理から調理場への移動の際には外衣、履物の交換（履物の交換が困難な場合には、履物の消毒）が行われていますか		
11	便所には、調理作業時に着用する外衣、帽子、履物のまま入らないようにしていますか		
12	調理、点検に従事しない者が、やむを得ず、調理施設に立ち入る場合には、専用の清潔な帽子、外衣及び履物を着用させ、手洗い及び手指の消毒を行わせましたか	立ち入った者	点検結果

〈改善を行った点〉

〈計画的に改善すべき点〉

調理従事者等	◆自分自身の健康を管理する ◆衛生的な服装をする ◆手洗いは、正しい方法と適切なタイミングで行う

▼専用の作業着、帽子、マスクおよび手袋の着用。毛髪が帽子からはみ出ていない

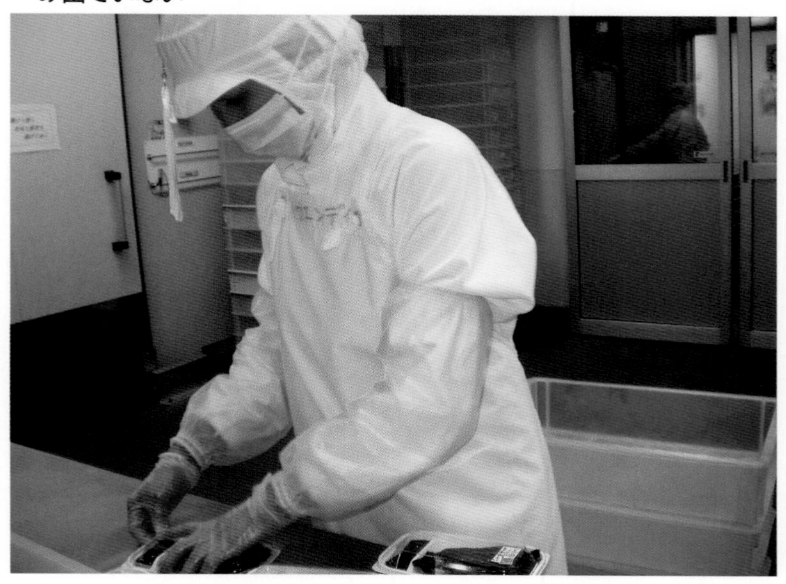

※下痢、おう吐、発熱などの症状があるとき、手指等に化膿創があるときは、直接食品を取り

扱う調理作業に従事しないようにしましょう。
※手荒れがある場合は、使い捨ての手袋を使うなどして、作業しましょう。

手洗いのタイミング

次の場合は、次ページの手洗いの方法に従い、必ず流水・石けんによりしっかりと２回（それ以外は丁寧に１回）手指の洗浄および消毒をしましょう。使い捨て手袋を使用する場合も、同じタイミングで交換しましょう。

★作業開始前・用便後
★汚染作業区域から非汚染作業区域に移動する場合
★食品に直接触れる作業にあたる直前
★生の食肉類、魚介類、卵殻等微生物の汚染源となるおそれのある食品等に触れた後、他の食品や器具等に触れる場合
★配膳の前

※手は常に汗をかいています。細菌は汗を栄養にして繁殖するので、同じ作業をしているときでも、長時間にわたる場合には、頻繁に手を洗いましょう。
※用便後は、用便直後に手を洗い、作業を始める前にもう一度念入りに手を洗いましょう。

手洗いの方法（例）

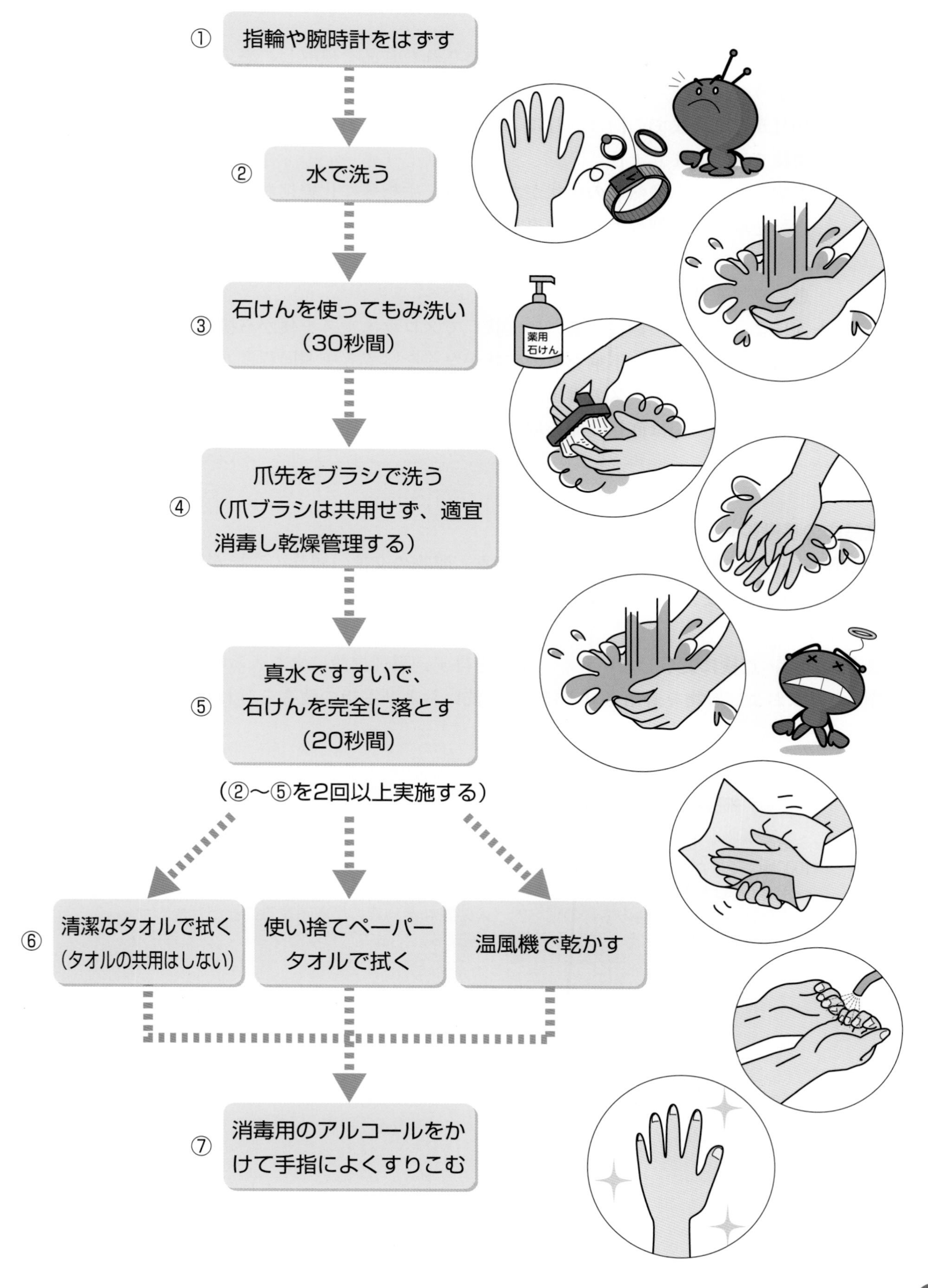

①　指輪や腕時計をはずす
②　水で洗う
③　石けんを使ってもみ洗い（30秒間）
薬用石けん
④　爪先をブラシで洗う（爪ブラシは共用せず、適宜消毒し乾燥管理する）
⑤　真水ですすいで、石けんを完全に落とす（20秒間）
（②〜⑤を2回以上実施する）
⑥　清潔なタオルで拭く（タオルの共用はしない）
使い捨てペーパータオルで拭く
温風機で乾かす
⑦　消毒用のアルコールをかけて手指によくすりこむ

ノロウイルス対策

★便所および風呂等における衛生的な生活環境を確保しましょう。

★調理中はマスクをきちんと着用し、また石けん（液体石けんが推奨されます）による手洗いを徹底しましょう。

★ノロウイルスの流行期には十分に加熱された食品を摂取し、感染防止に努めましょう。

★10月から３月までの間は、月に１回以上または必要に応じてノロウイルスの検便検査に努めましょう。

★下痢、おう吐、発熱等の症状があった時、手指等に化膿創があったときは直接食品を取り扱う調理作業に従事しないようにしましょう。

★下痢またはおう吐等の症状がある場合は、直ちに医療機関を受診し、感染性疾患の有無を確認しましょう。

★人によっては、不顕性感染（無症状）でノロウイルスを便から排出し続けている場合があります。下痢などの症状がなくなっても１週間程度、長いときには１か月程度、ウイルスの排出が続くことがあるため、検便でノロウイルスが検出されている間は直接食品を取り扱う調理作業を控えましょう。

●施設内の移動等●

下処理場から調理場への移動の際には、外衣、履物の交換（履物の交換が困難な場合は履物の消毒）を行います。また、便所には、調理作業時に着用する外衣、帽子、履物のまま入らないようにします。

また、調理、点検に従事しない者が、やむを得ず、調理施設に立ち入る場合には、専用の清潔な帽子、外衣および履物を着用させるほか、手洗いおよび手指の消毒を行わせることが必要です。

メモ　細菌とウイルスの違い

細菌とウイルスの違いは、まず大きさです。細菌は0.1～数マイクロメートル（１／1000㎜）ですが、ウイルスは数十～数百ナノメートル（１／100万㎜）で、細菌の１／10～１／100の大きさです。

また、ウイルスは他の生物の細胞内（人の腸など）でしか増殖することができませんが、細菌は、栄養、水分、温度の３条件が揃えば、食品中でも増殖することができます。

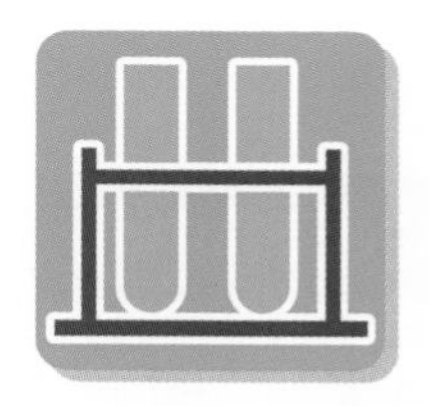

サルモネラ属菌とは？

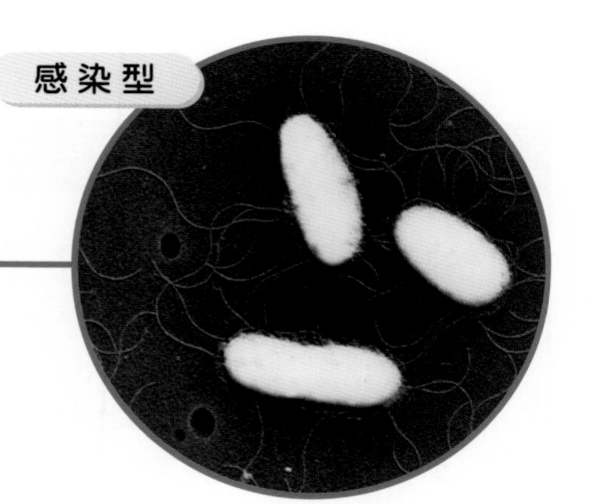

サルモネラ属菌
〈写真提供：国立感染症研究所〉

◆由　来

サルモネラ属菌はもともと人畜共通疾患の原因菌なので、家畜、家禽の腸管に高率に保菌されています。このため、鶏、豚、牛、ペット等の動物が保菌しています。

したがって本菌が付着した肉や卵を原材料として使用したときに、調理済食品を汚染したり、本菌を保菌したねずみにより汚染されたり、ときには調理者自身が保菌者になって食品を汚染し食中毒をひき起こすこともあります。

特にここ数年は、卵が原因と思われるサルモネラ属菌による食中毒の発生が目立ちます。

◆主な症状

激しい腹痛、下痢、発熱、おう吐

◆潜伏期間

6 時間～72時間

◆菌の分布

動物の腸管、河川、下水など自然界に広く分布

◆主な原因食品

卵またはその加工品（オムレツ、自家製マヨネーズ）、食肉（牛レバー刺し、鶏肉）、うなぎ、すっぽん等および二次汚染による各種食品

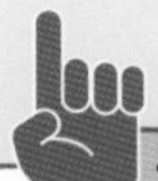

予防のポイント

- 卵は新鮮なものを購入し、冷蔵保管し、早い時期に消費する。
- 卵の生食は新鮮なものに限る。
- 割卵後は直ちに調理する。卵の割り置きは絶対にしない。
- 卵・食肉は、中心部まで十分加熱（75℃、１分間以上）する。

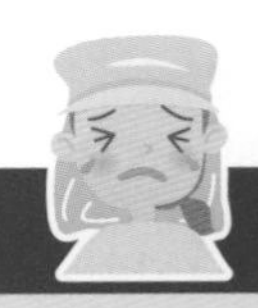

こんな失敗②——検便をしなかったばかりにサルモネラ属菌による食中毒

▶５月下旬、Ａ店が調製した、幕の内弁当とうな重弁当を食べた客が、下痢、発熱、悪心などの食中毒様症状を呈しました。

▶検査の結果、幕の内弁当とうな重弁当を食べた患者さんとＡ店の調理人の便から同じ型のサルモネラ属菌が検出され、これによる食中毒であることがわかりました。また、Ａ店の家族からもサルモネラ属菌保菌者が見つかり、調理従事者等の多くがサルモネラ属菌の保菌者になっていました。

▶Ａ店では定期的な検便をしておらず、サルモネラ属菌を保菌していることにまったく気づいていませんでした。さらに手洗いが励行されていなかったことも、食中毒を起こす原因の１つと考えられます。

2 検収

運営管理責任者	◆信用のおける納入業者を選定する

●食材料の納入は、信用のおける業者から●

「信用のおける業者」とは、安い食材料を提供してくれる業者のことではありません。取扱い施設自体が衛生的であること、納品に際して食品の種類に応じた温度管理をしていること、新鮮な、品質のよい製品を扱っていることなど、十分な衛生意識をもった納入業者を選定します。

品質管理の確かな業者から食材を購入しましょう。また、納入業者が定期的に行う原材料の微生物検査結果等の提出を求めましょう。その結果については、保健所等に相談するなどして、不適と判断した場合には、納入業者の変更等適切な措置を講じましょう。検査結果は１年間保管しましょう。加熱せずに喫食する食品（牛乳、発酵乳、プリン等容器包装に入れられ、かつ、殺菌された食品を除く。）については、乾物や摂取量が少ない食品も含め、製造加工業者の衛生管理の体制について保健所の監視票、食品等事業者の自主管理記録票等により確認するとともに、製造加工業者が従事者の健康状態の確認等ノロウイルス対策を適切に行っているかを確認しましょう。

衛生管理者	◆検収簿を管理する ◆検収者を把握する ◆検収後の食材の管理を確認する

●仕入れは１日または１回で使い切る量目を、計画的に●

各施設で缶詰、乾物、調味料等常温保存可能なものを除き、１日または１回で使う量目を仕入れて、残りを翌日以降にもち越さない工夫をしましょう。

※例えば加工食品など包装品を仕入れるときには、大きい容量の包装のものを仕入れると、開封後の管理や保存の方法によっては、思わぬ事故につながるおそれもあります。

調理従事者等	◆検収（納入時の立ち会い）を実施する ◆検収は複数で行う

●検収簿の作成●

原材料について、品名、納入業者または生産者の名称および所在地、ロットが確認可能な情報（年月日表示またはロット番号）、仕入れ年月日を記録し、これを１年間保管します。

食材料の納入に際して必ず立ち会い、どの業者から何を納入したか、また納品された食材の品質、鮮度、品温（→81ページ）、異物の混入、納品時刻等を点検し、検収簿に記録しておきます。

※加熱調理用の食材を生食用に使用して、食中毒事件に発展した事例がありました。これは、仕入れ部門と調理加工部門の連絡不足が原因でした。このような事例を防ぐために、次の事柄に注意しましょう。

①調理目的に合った食品を仕入れること。

②検収簿には食品の特徴を詳しく記載すること。

③検収簿を調理加工部門と供覧して、連絡を緊密にすること。

※原材料、製品等の保存温度は81ページ

検収のポイント

消費期限または賞味期限：使用に際しての参考とします。消費期限が切れているものや、使用中または保管中に期限切れになるおそれはないですか。

鮮度：生鮮品や卵の鮮度はよいですか。
冷凍肉などは色がくすんでいませんか。
冷凍食品に霜が付いていたり、再凍結したような形跡はないですか。

包装：外装が汚れていたり、破れていませんか。

品温：生鮮品は冷蔵、冷凍食品は冷凍の状態で搬送され、表面の温度が上がっていませんか。

異物：異物の混入はないですか。

表示：加工食品の包装に、製造者住所氏名、アレルゲン、原材料、添加物、保存方法等の適正な表示がありますか。

◉検収の記録簿を作成して、仕入れた食品の管理をします。

※記録簿は74ページ

（例）　検収の記録簿

令和　年　月　日

責任者	衛生管理者

納品の時刻	納入業者名	品目名	生産地	期限表示	数量	鮮度	包装	品温	異物
：									
：									
：									
：									
：									
：									
：									
：									
：									
：									

〈進言事項〉

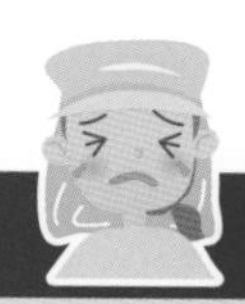

こんな失敗③――仕入品の焼魚を食べて黄色ブドウ球菌による食中毒

▶８月下旬、仕出し屋Ｙは、朝早く食品販売店から仕入れたメルルーサの焼魚を加熱せずにそのまま仕出し弁当に使用しました。この仕出し弁当を食べた会社員33名が、２～３時間後に吐き気、おう吐等の激しい症状を呈しました。

▶調査の結果、メルルーサの焼魚から患者の便と同一の型の黄色ブドウ球菌が検出され、これによる食中毒であることがわかりました。この焼魚は発泡スチロール容器にラップがけという簡易な包装と、不十分な保管状況のもとで運搬されたもので、この間に細菌の増殖があったものです。

▶一般に、仕出し屋、弁当屋は大規模になるにつれ、外注品の副食に依存する場合が多くなります。食材料を仕入れる場合、その鮮度、品質をチェックすることはもちろんですが、特に加熱済食品の場合は、保存やその後の取扱いを適正に行わないと、二次汚染の機会や食中毒起因菌の増殖の可能性が高くなります。加熱済食品を使用する場合は、再加熱してから提供することが原則です。

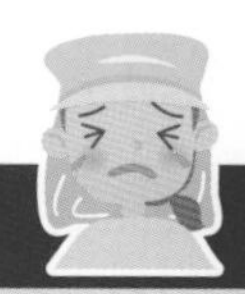

こんな失敗④――月見とろろを食べてサルモネラ属菌による食中毒

▶11月初旬、M旅館に宿泊した46人のうち28人が、発熱、下痢などの症状を訴えました。

▶調査の結果、とろろに落としたうずらの卵と患者全員の便から、サルモネラ属菌が検出され、これによる食中毒であることがわかりました。また、料理に用いたものと同一仕入品のうずらの卵からもサルモネラ属菌が検出され、汚染が広範囲にあったことが確認されました。

▶このうずらの卵は、採卵の後洗浄されないまま箱詰めにされて流通しており、うずらの卵がすでに汚染されたまま調理場にもちこまれたものです。

〈教訓とポイント〉

・ここ数年、サルモネラ属菌を原因とする食中毒が増加しており、特に鶏卵は飼育場ですでにサルモネラ属菌に汚染されている場合がみられます。この点を念頭に置き、卵を生で提供する場合は、十分注意しなければなりません。
・食品の仕入れの際は、信用できる業者から納入するとともに、鮮度の点検や保存の際に、他の食品を汚染しないよう注意しましょう。

3 原材料の保管

運営管理責任者	◆保管庫（室）には、網戸などねずみや衛生害虫の防御策を講じ、施設の補修を行う ◆冷凍または冷蔵設備には隔測温度計を備える

●原材料専用の保管設備●

原材料は、隔壁等で他の場所から区分された専用の保管場所に保管設備を設けましょう。

●ねずみや衛生害虫の危害防止●

保管場所は定期的に殺菌、消毒して細菌の増殖やカビの発生を防ぎ、ねずみや衛生害虫の侵入がないように施設を保守しましょう。

衛生管理者	◆在庫は最小限にとどめる ◆保存食品の賞味期限や入荷日を確認する ◆冷蔵設備は隔測温度計による温度管理を行う ◆保管庫(室)内の定期的な洗浄、殺菌および殺虫を行う ◆食材の保管状況を確認する

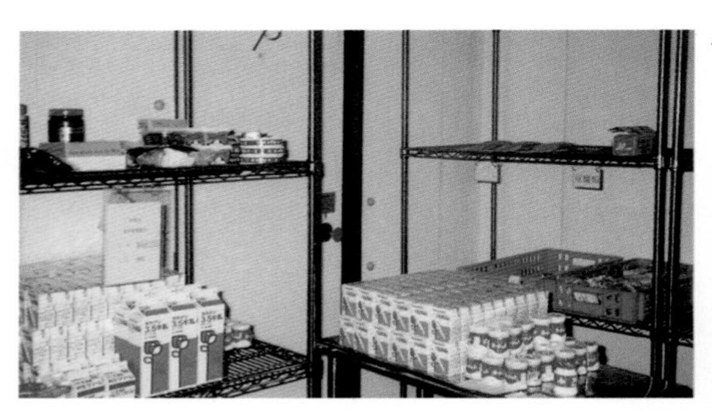

◀食品毎に専用の冷蔵設備（乳製品の例）

▼専用の容器に移し替えて保存

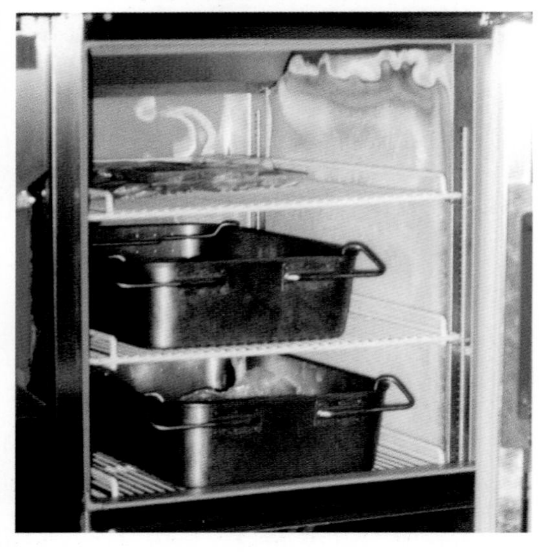

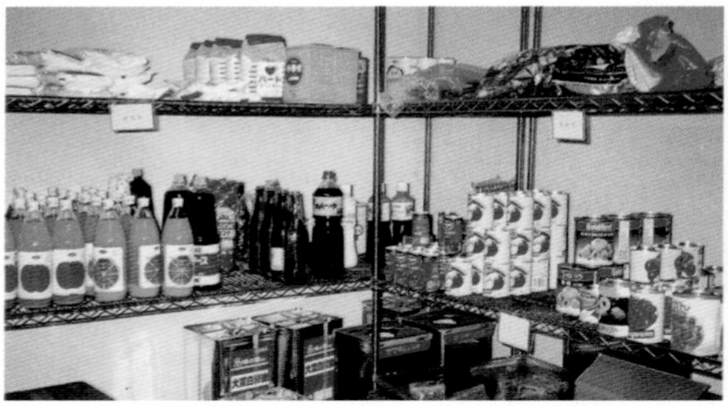

◀食品別に整理された原料保管庫

●食材ごとに区分して保管●

原材料専用の保管設備に、食肉類、魚介類、野菜類等、食材の分類ごとに区分して保管しましょう。専用の衛生的なふた付き容器に入れ替えるなどにより、原材料の配送用包装の汚染を保管設備に持ち込まないようにし、相互汚染を防ぎましょう。

●隔測温度計での温度管理●

冷凍または冷蔵設備は頻繁にドアを開け閉めすると内部の温度が急激に上がってしまい、元の温度に下がるまでに時間がかかります。

そこで、ドアを開けなくても内部の温度を確認できるように、隔測温度計等を用います。

「原材料、製品等の保存温度」（→81ページ）を参照し、原材料の保存温度の確認をしましょう。

●先入れ先出し●

食材料の在庫については、非加熱食品や冷凍食品はもちろん、常温保存可能な食品についても、高温、多湿にならないように保存し、先入れ先出しを励行して保存中に変質や変敗が起きないようにしましょう。

調理従事者等	◆原材料の先入れ、先出しを行う ◆各食品に最適な温度、湿度で保存する ◆食材の分類ごとに区分して保管する ◆ダンボール箱等は床面に直接置かずにスノコ等を下敷にする ◆原材料はふたのある衛生的な容器に入れる ◆保管庫（室）内の整理整頓を励行する

●冷蔵設備に食品を詰め過ぎない●

冷蔵設備の適正収納量は、冷気の循環を確保するため容量の７割までとし、その他の収納庫についても２、３割程度の余裕をもって収納しましょう。

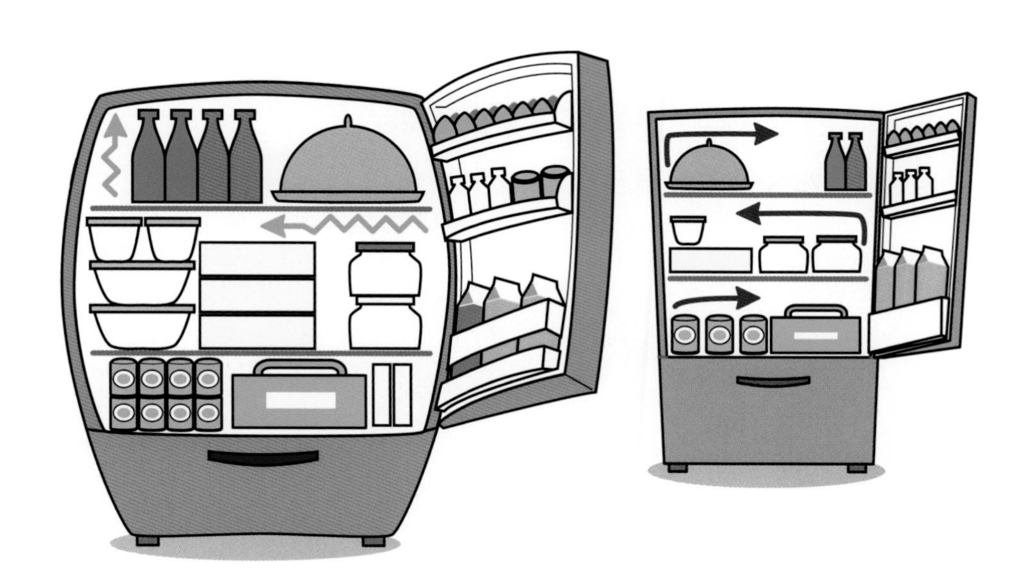

●ダンボール箱の取扱い●

ダンボール箱は運送時に地面に置かれることがあり、その外側は意外に汚れています。

※ダンボール箱は吸湿性があってカビやすく、衛生害虫のすみかになることもあります。ダンボール箱は保管庫（室）内にはなるべくもちこまないようにし、やむをえずもちこむ場合は床面に直接置かず、スノコ等を下敷にして湿気を防ぎます。

●発泡スチロールの箱の取扱い●

発泡スチロールの箱は保温性が高いため、取扱い方法によって冷気を遮断してしまうこともあります。

※なるべく箱から出して保存しましょう。

◉点検表を作成して、具体的な項目について、定期的に点検します。

◉改善事項については、衛生管理者が運営管理責任者に進言し、処理状況を記入します。

※点検表は75ページ

（例）　原材料の取扱い等点検表

令和　年　月　日

責任者	衛生管理者

① 原材料の取扱い（毎日点検）

	点検項目	点検結果
1	原材料の納入に際しては調理従事者等が立ち会いましたか	
	検収場で原材料の品質、鮮度、品温、異物の混入等について点検を行いましたか	
2	原材料の納入に際し、生鮮食品については、１回で使い切る量を調理当日に仕入れましたか	
3	原材料は分類ごとに区分して、原材料専用の保管場に保管設備を設け、適切な温度で保管されていますか	
	原材料の搬入時の時刻及び温度の記録がされていますか	
4	原材料の包装の汚染を保管設備に持ち込まないようにしていますか	
	保管設備内での原材料の相互汚染が防がれていますか	
5	原材料を配送用包装のまま非汚染作業区域に持ち込んでいませんか	

② 原材料の取扱い（月１回点検）

	点検項目	点検結果
	原材料について納入業者が定期的に実施する検査結果の提出が最近１か月以内にありましたか	
	検査結果は１年間保管されていますか	

③ 検食の保存

	点検項目	点検結果
	検食は、原材料（購入した状態のもの）及び調理済み食品（配膳後のもの）を食品ごとに50g程度ずつ清潔な容器に密封して入れ、－20℃以下で２週間以上保存されていますか	

〈改善を行った点〉

〈計画的に改善すべき点〉

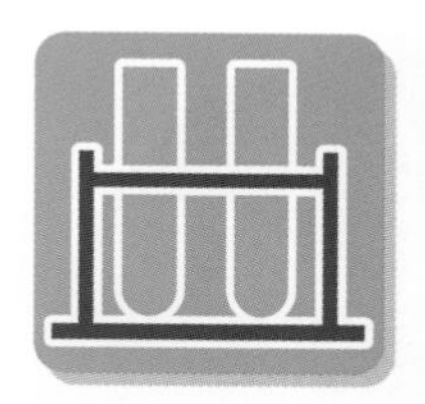

ヒスタミンとは？

◆由　来

いわし、さば、まぐろなど背の青い赤身の魚や牛肉などのタンパク質にはヒスチジンと呼ばれるアミノ酸が多量に含まれています。魚介類の腐敗過程で、このヒスチジンに微生物等が作用してヒスタミンという物質がつくられます。このヒスタミンが蓄積した食品を食べることによってアレルギー様食中毒が起こります。

症状は、食後数分から数時間で顔面などが赤くなり、続いてかゆみ、じんましんや湿疹などが出てきます。まれに、ひどい場合にはじんましんが全身に広がり、気管支炎や血圧降下を起こして重篤な状態になることもあります。

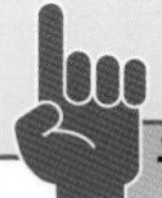

予防のポイント

■新鮮な材料を入手する。
■加工食品にあっては、微生物が生育、増殖しないよう適切な温度管理のもとで保存する。

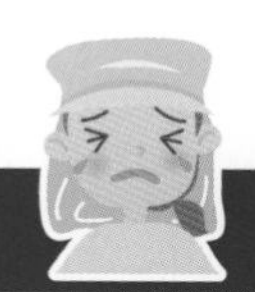

こんな失敗 ⑤ ――冷凍品の魚の切り身をムニエルにしてヒスタミンによる食中毒

▶５月下旬、Ｄ飲食店でシイラのムニエルを食べた客が、喫食後30分から１時間後に顔面紅潮、吐き気、頭痛、下痢等の症状を呈しました。

▶調査の結果、患者の共通食のシイラのムニエルからヒスタミンを多量に検出しました。症状からもヒスタミンが原因と決定しました。

▶このシイラは、冷凍品を魚介類販売業者から仕入れたものでした。Ｄ飲食店が冷凍シイラの保管を適切に行わず、また室温で解凍するなど解凍方法にも問題があったため、腐敗の進行と同時に多量のヒスタミンがつくられたものです。

〈教訓とポイント〉

・冷蔵設備や保管庫（室）の温度の点検と記録を行いましょう。
・製造年月日の著しく古いものや賞味期限を超えたものは、必要に応じて廃棄しましょう。

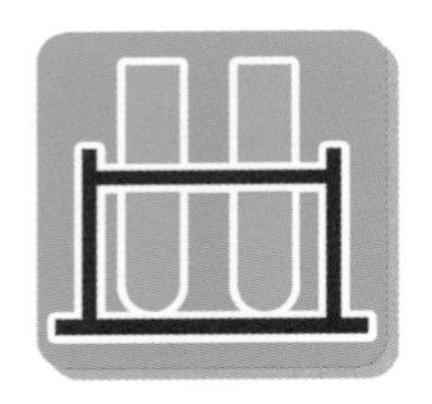

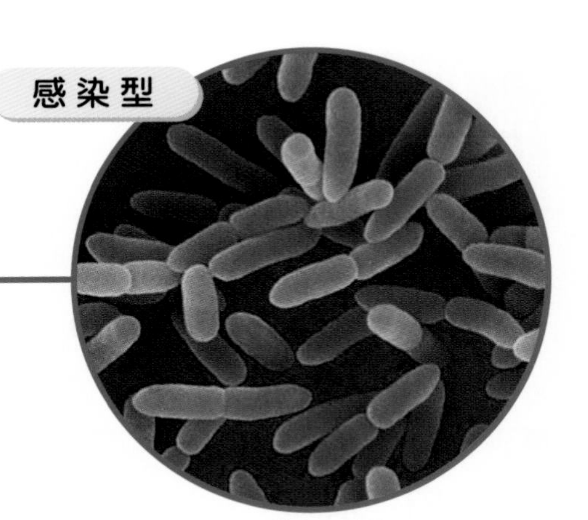

感染型

エルシニアとは？

エルシニア
〈写真提供：国立感染症研究所〉

◆由　来

エルシニアは昭和47年の１月と７月に静岡県の小学校を中心に発熱を伴う腸炎が集団発生し、その原因菌として検出されたもので、昭和57年から食中毒起因菌として取り扱われるようになりました。

発育至適温度は28℃前後ですが、特に低温生残性が強く、０～５℃の低温でも徐々に増殖します。

◆主な症状

発熱、腹痛、下痢

◆潜伏期間

0.5日～６日

◆菌の分布

家畜（特に豚）、ネズミ等の野生小動物

◆主な原因食品

保菌している動物の糞便を介して汚染された食肉や飲料水

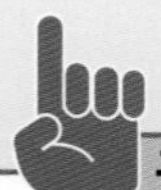

予防のポイント

■長期間冷蔵保存したり、冷蔵肉または冷凍肉の流通や取扱いの際には注意する。
■十分加熱（75℃以上、数分間）する。

4 下処理

仕入れた食材料は、何らかの細菌に汚染されていることを前提に、調理場を汚染しない工夫が必要です。

運営管理責任者	◆下処理専用の作業場（室）を確保する ◆下処理専用の包丁、まな板、ふきん等調理器具を用意する

●下処理の区画の確保●

野菜についた泥やダンボール表面のほこりなど、施設外からもちこまれる汚れを落とし、調理場にもちこまないように、下処理場と調理・加工場を区画します。

●下処理専用の調理器具を準備する●

また、使用する調理器具および容器は下処理専用のものを野菜、食肉、魚介類等、食品別に使用することが必要です。

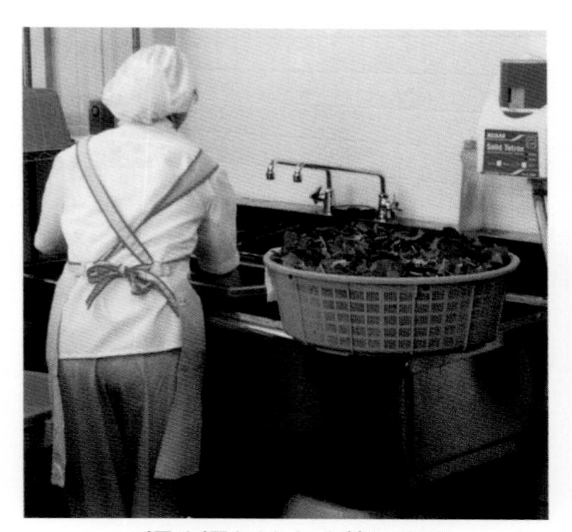

▲泥や汚れはよく落します

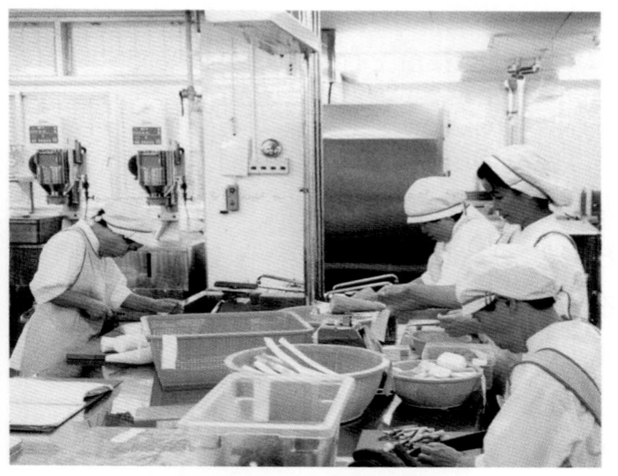

▲野菜専用の下処理調理台

衛生管理者	◆下処理専用の調理器具を管理する ◆下処理場と調理・加工場との往来を少なくするような作業動線の工夫をする

●調理場を汚染しない工夫●

下処理は、野菜の泥を落としたり、魚の内臓を除いたりと、次の作業工程である調理・加工に向けて、細菌の汚染をより少なくする役割があります。

①下処理は汚染作業区域で行い、非汚染作業区域を汚染しないようにしましょう。
②下処理の作業には専用の調理器具を使用する。
③調理機械や洗浄設備を作業のしやすい配置にする。
④下処理場から調理場への移動の際には、外衣、履物の交換（履物の交換が困難な場合は履物の

消毒）をする。

⑤下処理場と調理・加工室との往来を少なくするような作業動線の工夫も必要です。

調理従事者等	◆原材料の使用前に食品に異常がないことを確認する ◆冷凍食品を適切に解凍する ◆下処理専用の調理器具を食品ごとに使用する ◆スポンジ、ブラシ等洗浄用具を下処理専用のものとする

※点検表は76ページ

（例）　調理等における点検表　令和　年　月　日

責任者	衛生管理者

①　下処理・調理中の取扱い

	点検項目	点検結果
1	非汚染作業区域内に汚染を持ち込まないよう、下処理を確実に実施していますか	
2	冷凍又は冷蔵設備から出した原材料は速やかに下処理、調理に移行させていますか	
	非加熱で供される食品は下処理後速やかに調理に移行していますか	
3	野菜及び果物を加熱せずに供する場合には、適切な洗浄（必要に応じて殺菌）を実施していますか	
4	加熱調理食品は中心部が十分(75℃で1分間以上(二枚貝等ノロウイルス汚染のおそれのある食品の場合は85～90℃で90秒間以上)等)加熱されていますか	
5	食品及び移動性の調理器具並びに容器の取扱いは床面から60cm以上の場所で行われていますか（ただし、跳ね水等からの直接汚染が防止できる食缶等で食品を取り扱う場合には、30cm以上の台にのせて行う。）	
6	加熱調理後の食品の冷却、非加熱調理食品の下処理後における調理場等での一時保管等は清潔な場所で行われていますか	
7	加熱調理食品にトッピングする非加熱調理食品は、直接喫食する非加熱調理食品と同様の衛生管理を行い、トッピングする時期は提供までの時間が極力短くなるようにしていますか	

②　調理後の取扱い

	点検項目	点検結果
1	加熱調理後、食品を冷却する場合には、速やかに中心温度を下げる工夫がされていますか	
2	調理後の食品は、他からの二次汚染を防止するため、衛生的な容器にふたをして保存していますか	
3	調理後の食品に適切に温度管理（冷却過程の温度管理を含む。）を行い、必要な時刻及び温度が記録されていますか	
4	配送過程があるものは保冷又は保温設備のある運搬車を用いるなどにより、適切な温度管理を行い、必要な時間及び温度等が記録されていますか	
5	調理後の食品は2時間以内に喫食されていますか	

③　廃棄物の取扱い

	点検項目	点検結果
1	廃棄物容器は、汚臭、汚液がもれないように管理するとともに、作業終了後は速やかに清掃し、衛生上支障のないように保持されていますか	
2	返却された残渣は非汚染作業区域に持ち込まれていませんか	
3	廃棄物は、適宜集積場に搬出し、作業場に放置されていませんか	
4	廃棄物集積場は、廃棄物の搬出後清掃するなど、周囲の環境に悪影響を及ぼさないよう管理されていますか	

〈改善を行った点〉
〈計画的に改善すべき点〉

●野菜・果物の洗浄●

野菜及び果物を加熱せずに供する場合には、流水（食品製造用水として用いるもの）で十分洗浄し、必要に応じて次亜塩素酸ナトリウム等で殺菌した後、流水で十分すすぎ洗いを行うことが必要です。特に高齢者、若齢者及び抵抗力の弱い者を対象とした食事を提供する施設で、加熱せずに供する場合（表皮を除去する場合を除く。）には、殺菌を行うことが必要です。

●冷凍食品の解凍●

大量調理施設では冷凍した食材料を使用することが非常に多いので、これらを衛生的に解凍することが重要です。

①解凍は室温に放置することなく、冷蔵設備内（10℃以下）で行います。

②解凍時には食肉や魚介類のドリップにより、他の食品が汚染されないよう注意しましょう。

③万一、シンクを解凍槽として使用する場合は流水で行い、使用前後に適切に洗浄殺菌します。この場合、シンクは解凍専用のものを用意するようにしたほうが良いでしょう。

※１回に使い切る量目を解凍し、一度解凍したものは再凍結せずに使い切るようにしましょう。

※冷凍または冷蔵設備から出した原材料は速やかに下処理、調理に移行させるようにしましょう。

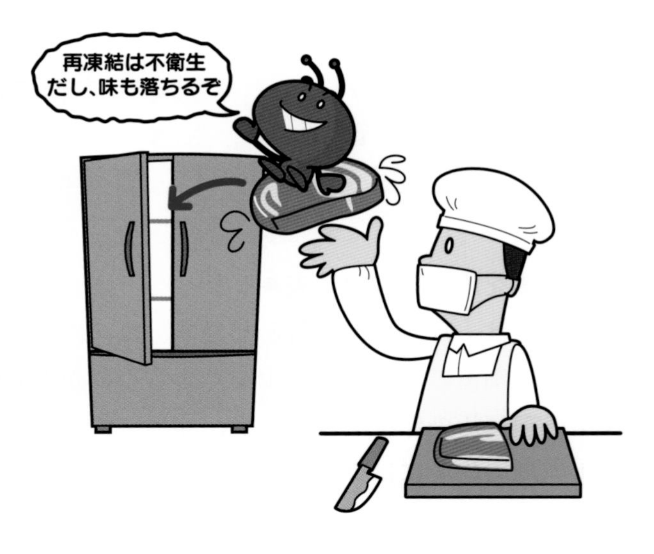

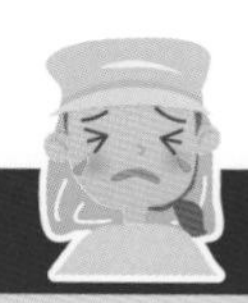

こんな失敗⑥――合鴨ローストを食べてサルモネラ属菌による食中毒

▶結婚式の披露宴の出席者170名のうち77名が、披露宴翌日から2日後にかけて下痢、腹痛、発熱を呈しました。また、料理を持ち帰った人の家族からも患者が出ました。

▶調査の結果、患者の便や器具などからサルモネラ属菌が高率に検出され、これによる食中毒であることがわかりました。また喫食調査から、披露宴の料理に使用された合鴨が原因食品とわかりました。

▶この結婚式場では、通常、食肉は専用の下処理場で処理を行っていましたが、合鴨に限り、内臓の中抜き作業などの下処理の全てを調理場内で行っていました。また、中抜き作業後に塩素剤による殺菌を行うこととなっていましたが、忙しさにかまけて、この作業を怠っていました。
さらに、合鴨の下処理に使用したまな板で、調理済の合鴨を切り分けるなど、二次汚染の機会をつくっていました。

〈教訓とポイント〉

①汚染作業区域と非汚染作業区域の区画、②特に、汚染されている原材料の下処理場と調理場の区別は、衛生管理を行ううえで、大変に重要なポイントです。

・日頃は衛生的な取扱いをしていたにもかかわらず、一度の手抜きが大きな事故をひき起こす結果となってしまいました。決められた衛生管理マニュアルや作業マニュアルに沿った作業を励行しましょう。

・加熱調理済の食品に二次汚染の機会を与えないために、調理器具の混用を避け、原材料の汚染が他の食品や器具等に移行しないよう取扱いを慎重にすることが大切です。

5 調理・加工

運営管理責任者	◆作業場の温度管理設備や空調設備を敷設する ◆十分な熱量を確保する ◆中心部温度計を用意する

●作業場の空調設備●

施設内の換気および温度の管理は労働衛生上必要な措置ですが、加熱調理された食品の衛生を確保するためにも重要です。

※外気を取り入れる場合はフィルターにより外気からの汚染を防止します。

※熱源にはダクトやフードを用いて熱気を排出し、作業場の温度上昇を防止します。

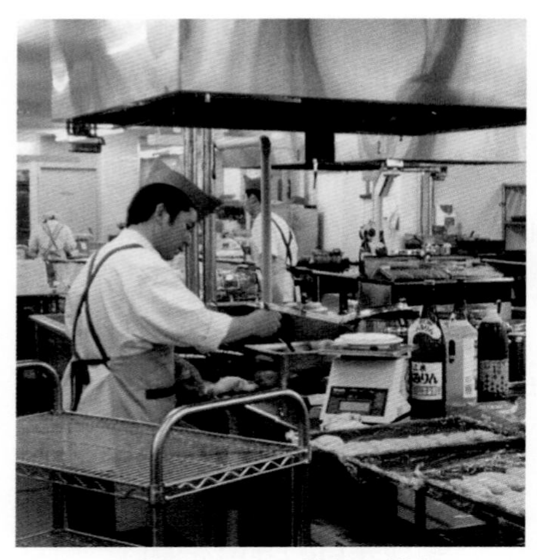

▲ダクトによる熱気の排気

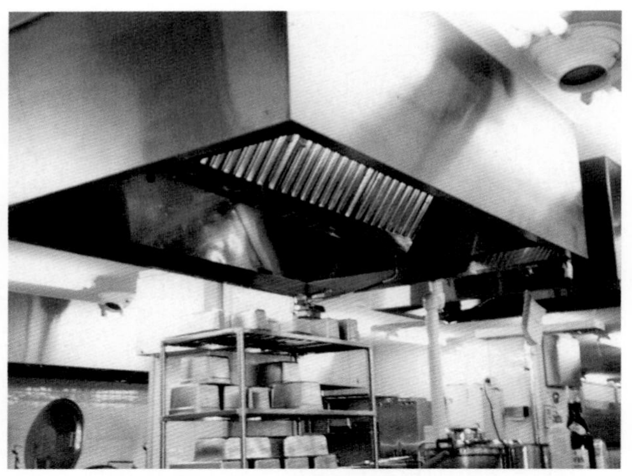

▲排気ダクトと、清浄空気の吹き出し口（排気ダクトのわき）

衛生管理者	◆作業場内の温度を適切に管理する ◆熱源の熱量が十分であることを確認する ◆加熱調理された食品が二次汚染を受けないように管理する

●非加熱食品の扱い●

非加熱で供される食品は下処理後速やかに調理に移行させ、調理場等での一時保管等は清潔な場所で行います。

加熱調理食品にトッピングする非加熱調理食品は、直接喫食する非加熱調理食品と同様の衛生管理を行い、トッピングする時期は提供までの時間が極力短くなるように注意します。

●中心部まで充分加熱されていることの確認●

大鍋などで一度に大量の調理をする場合は、熱の伝わりが悪くなり、中心部まで加熱するのに余計に時間がかかることになります。

加熱調理食品は、標準作業書の「加熱調理食品の中心温度及び加熱時間の記録マニュアル」(→84ページ）に従い、中心部温度計を用いるなどにより、中心部が75℃で１分間以上（二枚貝等ノロウイルス汚染のおそれのある食品の場合は、85～90℃で90秒間以上）またはこれと同等以上に加熱されていることを確認します。確認した温度と時間の記録をしましょう。

※点検表は76ページ

※記録簿は77ページ

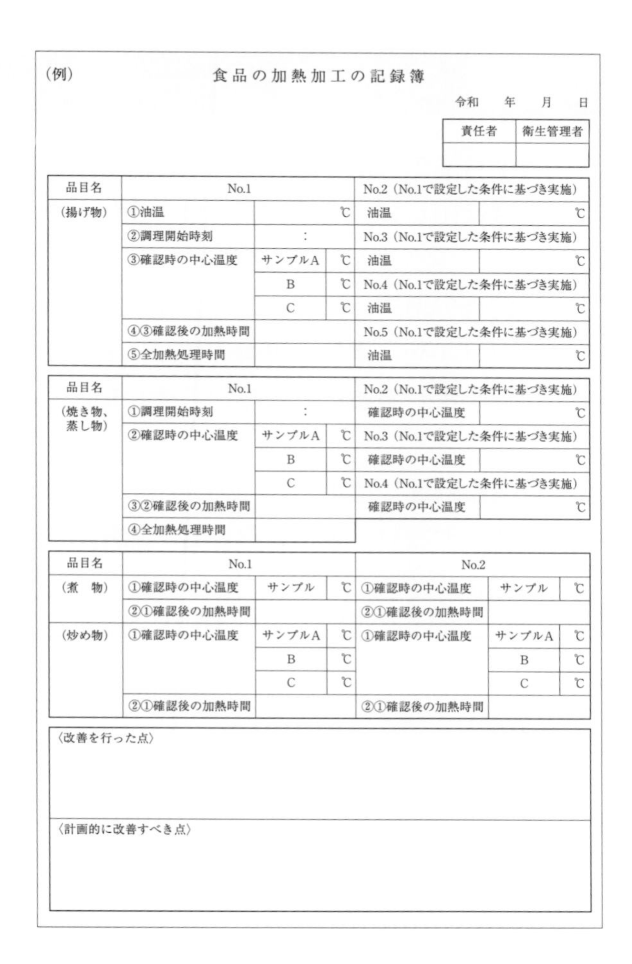

（例）

食品の加熱加工の記録簿

令和　年　月　日

責任者	衛生管理者

品目名	No.1			No.2（No.1で設定した条件に基づき実施）	
（揚げ物）	①油温		℃	油温	℃
	②調理開始時刻	:		No.3（No.1で設定した条件に基づき実施）	
	③確認時の中心温度	サンプルA	℃	油温	℃
		B	℃	No.4（No.1で設定した条件に基づき実施）	
		C	℃	油温	℃
	④③確認後の加熱時間			No.5（No.1で設定した条件に基づき実施）	
	⑤全加熱処理時間			油温	℃

品目名	No.1			No.2（No.1で設定した条件に基づき実施）	
（焼き物、蒸し物）	①調理開始時刻	:		確認時の中心温度	℃
	②確認時の中心温度	サンプルA	℃	No.3（No.1で設定した条件に基づき実施）	
		B	℃	確認時の中心温度	℃
		C	℃	No.4（No.1で設定した条件に基づき実施）	
	③②確認後の加熱時間			確認時の中心温度	℃
	④全加熱処理時間				

品目名	No.1			No.2		
（煮　物）	①確認時の中心温度	サンプル	℃	①確認時の中心温度	サンプル	℃
	②①確認後の加熱時間			②①確認後の加熱時間		
（炒め物）	①確認時の中心温度	サンプルA	℃	①確認時の中心温度	サンプルA	℃
		B	℃		B	℃
		C	℃		C	℃
	②①確認後の加熱時間			②①確認後の加熱時間		

〈改善を行った点〉

〈計画的に改善すべき点〉

調理従事者等	◆効果的な手洗いを行う ◆加熱調理された食品が二次汚染を受けないように注意する ◆サラダ等生食する食品を熱源のそばで調製しない ◆必要数量以上に調理しない

●専用の調理器具●

調理器具類は下処理用と区別して、専用の器具を用い、加熱調理された食品が二次汚染されないようにしましょう。

●必要数量以上に調理しない●

必要数量以上に調理をすることは、材料や熱量のむだのほか、残りを翌日にもち越すようになります。保存方法によっては事故の原因にもなります。

※前日調理はできるだけ避け、下煮など、やむを得ず行う場合は、調理後、室温に放置しないで小分けするなどして速やかに冷やし、冷蔵保存します。

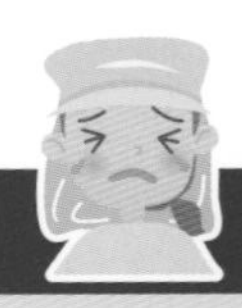

こんな失敗 ⑦ ――――――天ぷら等を食べて腸炎ビブリオによる食中毒

▶７月下旬、法事で飲食店Ｓを利用した８グループ計175人のうち、38人が会食料理または仕出し弁当を食べて、食中毒にかかりました。

▶調査の結果、加熱調理済の卵焼き、天ぷらおよびその原材料、冷蔵庫の棚から腸炎ビブリオを、また、患者の便からも同じタイプの腸炎ビブリオが検出され、これによる食中毒であることがわかりました。

▶会食料理や仕出し弁当の天ぷらに用いた魚介類やわたりがに等の取扱いが悪く、流しや調理器具、手指を介して、加熱調理した天ぷらや卵焼きを二次汚染したことが原因です。

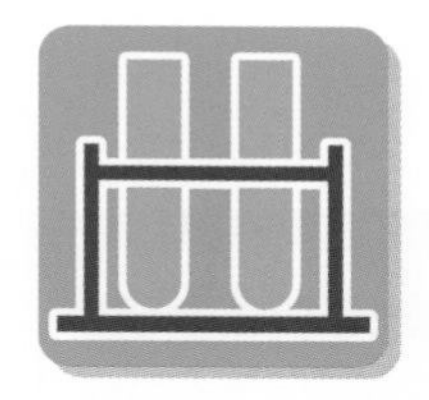

感染型

腸炎ビブリオとは？

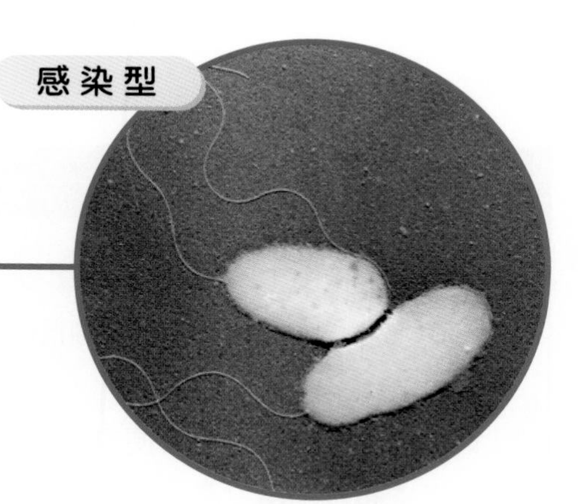

腸炎ビブリオ
〈写真提供：国立感染症研究所〉

◆由　来

腸炎ビブリオは海水中や海泥中に存在し、海水温度が20℃以上、最低気温が15℃以上になると海水中で大量に増殖し、魚介類に付着して陸上に運ばれるため、本菌による食中毒事故は７月から９月の夏季に集中しています。

また、本菌は海水程度の塩分（約３％）を含む食品中でよく増殖します。

◆主な症状

腹痛、水様性の下痢、発熱、吐き気、おう吐

◆潜伏期間

８時間〜24時間

◆菌の分布

海（河口部、沿岸部など）

◆主な原因食品

魚介類の刺身やすし類および二次汚染による各種食品（漬物、塩辛など）

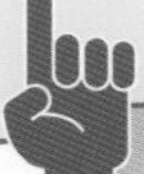

予防のポイント

■魚介類は、調理前に食品製造用水でよく洗って菌を洗い流す。
■夏季の魚介類の生食は注意し、短時間でも冷蔵保存することが望ましい。
■二次汚染に注意する。
■調理器具類を使い分け、生食専用とする。
■加熱調理する場合は中心部まで、十分加熱（60℃、10分間で死滅）する。

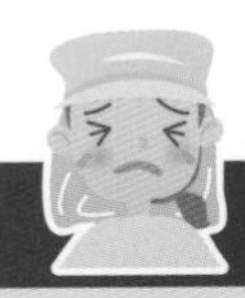

こんな失敗 ⑧ ――――――スパゲッティを食べてセレウス菌による食中毒

▶飲食店Ｙが提供したスパゲッティソース、スパゲッティナポリタンを食べた客18名が、食後30分から２時間30分後におう吐を主とする食中毒症状を呈しました。

▶調査の結果、患者の便や残りのゆでスパゲッティから、セレウス菌が検出され、これによる食中毒であることがわかりました。特にスパゲッティの残りから１グラム当たり1000万個のセレウス菌が検出され、スパゲッティが汚染されていたことがわかりました。

▶この飲食店では、スパゲッティのめんは前日の夜７時頃にゆであげた後、冷蔵庫に保存し、翌日客の注文に応じてそのつど取り出してフライパンで温めて提供していたとのことです。

これらのことから、スパゲッティをゆであげた時の加熱をきっかけにセレウス菌の芽胞が発芽し、放冷中のゆでめんの中で増殖したものと考えられます。

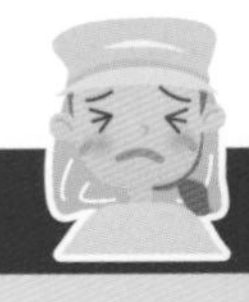

こんな失敗 ⑨ ――――――鉄板焼の鶏肉でカンピロバクターによる食中毒

▶飲食店で会食した客55名のうち22名が、翌日から５日後にかけて下痢、発熱、腹痛等の症状を呈する食中毒が発生しました。

▶調査の結果、当日は、鶏肉の鉄板焼き、野菜サラダ、鶏スープ、わかめの酢のものおよび鮭のくん製が提供されていました。鉄板焼きに用いた未調理の鶏肉の残品や患者の便などからカンピロバクターが検出され、鶏肉が原因のカンピロバクターによる食中毒であることがわかりました。

▶この食中毒に至った原因は、カンピロバクターに汚染された鶏肉の中心部まで十分に熱を通さず、加熱不充分な状態で食べるという食中毒予防の基本原則を怠ったことによります。

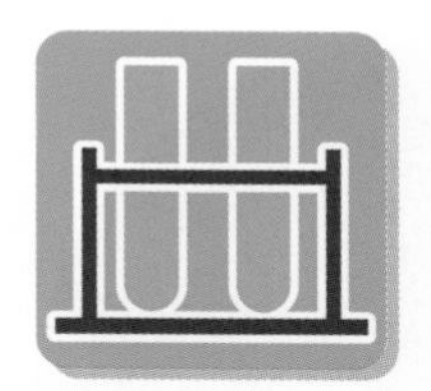

セレウス菌とは？

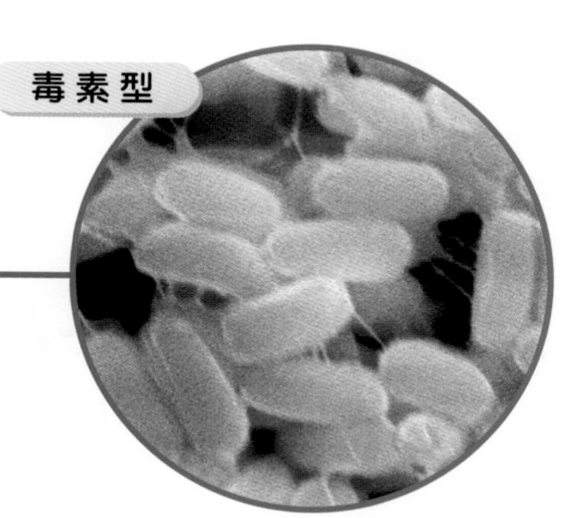

セレウス菌
〈写真提供：国立感染症研究所〉

◆由　来

セレウス菌は土壌などの自然界に広範囲に分布する菌で、土にかかわりのある穀類、豆類、香辛料等から高率に検出されます。

本菌は耐熱性の芽胞をつくりますが、ウェルシュ菌などとは異なり、通性嫌気性菌であるため、酸素のある条件でもよく繁殖します。

食中毒は本菌が産生する毒素によりひき起こされ、おう吐毒（セレウリド）によるおう吐型と下痢毒（エンテロトキシン）による下痢型があります。

おう吐毒は熱に強く（126℃、90分間の加熱でも失活しない）、食前に加熱しても残ってしまうため、食中毒として報告があるものはほとんどがおう吐型によるものです。

◆主な症状

おう吐型：吐き気、おう吐
下 痢 型：腹痛、下痢

◆潜伏期間

おう吐型：30分～６時間
下 痢 型：８時間～16時間

◆菌の分布

土壌、ほこり、水中など

◆主な原因食品

おう吐型：チャーハン、ピラフ、スパゲッティなど
下 痢 型：食肉、野菜、スープ、弁当など

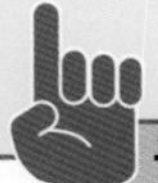

予防のポイント

■米飯やめん類を作り置きしない。
■穀類などを原料とした食品は、調理後は８℃以下または55℃以上で保存する。

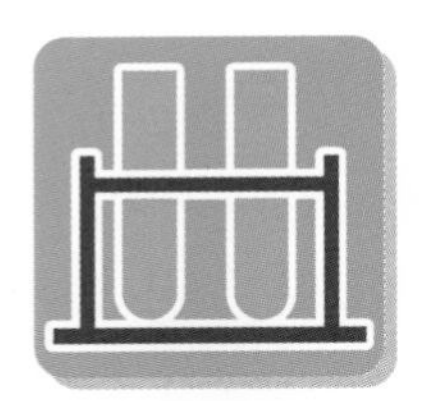

カンピロバクターとは？

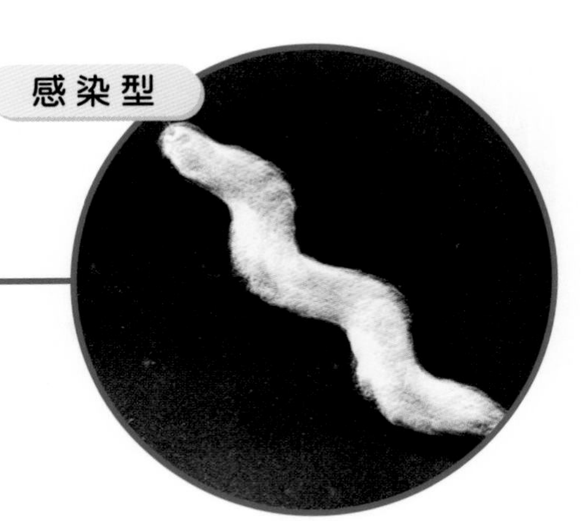

カンピロバクター
〈写真提供：国立感染症研究所〉

◆由　来

カンピロバクターは家畜、家きんまたはペットの腸管内に存在し、特に鶏の保菌率が高いことから、鶏肉から検出されることが多くなっていますが、豚肉や牛肉からも検出されます。

また、野鳥、ペット類等の保菌動物の糞便由来からか、河川水や井戸水から検出されることもあります。

◆主な症状

腹痛、下痢（血便）、発熱、吐き気、倦怠感

※感染後、まれに手足の麻痺など、末梢神経障害（ギラン・バレー症候群）をおこす場合があります。

◆潜伏期間

１日～７日

◆菌の分布

家畜、家きん、ペット、野鳥などの腸管

◆主な原因食品

食肉（特に鶏肉）、飲料水、生野菜など

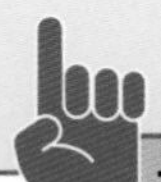

予防のポイント

■熱や乾燥に弱いので、調理器具は熱湯消毒し、乾燥させる。
■生肉と調理済みの肉類は別々に保存する。
■食肉料理は十分加熱（65℃以上、数分間）をする。

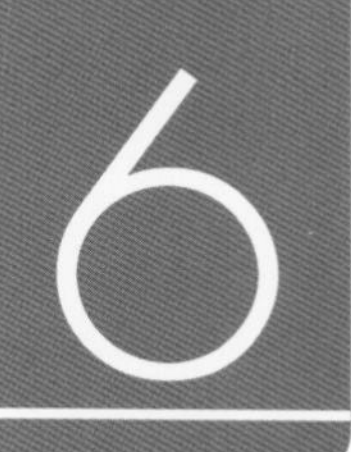

製品の放冷、保管

大量調理施設では、大量の加熱調理食品の温度を速やかに下げるための工夫が必要です。
また、放冷中に空気中の塵埃や浮遊細菌の汚染および昆虫等の異物混入の防止のための対策を講じることが必要です。

運営管理責任者	◆冷却機や空調設備を設置する ◆非汚染作業区域としての区画を施工する ◆防虫、防そ対策を施工する

●冷却機や空調設備の設置●

扇風機で漫然と風冷すると空気中の塵埃や空中浮遊細菌等を吹きつけることになるので、冷却機や清浄装置を通した空気で冷却することが必要です。

衛生管理者	◆放冷時間に留意し、中心温度を速やかに下げるよう管理する ◆冷却機や清浄装置を通した空気を用いるよう管理する ◆手指からの二次汚染がないよう管理する

●調理終了後の温度管理●

調理後直ちに提供される食品以外の食品は、食中毒菌の増殖を抑制するために、10℃以下または65℃以上で管理することが必要です（「調理後の食品の温度管理に係る記録のとり方について」（→86ページ））。

①また加熱調理後、食品を冷却する場合には、食中毒菌の発育至適温度帯（約20～50℃）の時間を可能な限り短くするため、冷却機を用いたり、清潔な場所で衛生的な容器に小分けするなどして、短時間に放冷するよう工夫しましょう。この場合、冷却開始時刻、冷却終了時刻を記録します。

②調理が終了した食品は速やかに提供できるよう工夫しましょう。調理終了後30分以内に提供できるものについては、調理終了時刻を記録します。また、調理終了後提供まで30分以上を要する場合は次のアおよびイによります。

ア　温かい状態で提供される食品については、調理終了後速やかに保温食缶等に移し保存します。

　この場合、食缶等に移し替えた時刻を記録します。

イ　その他の食品については、調理終了後提供まで10℃以下で保存します。この場合、保冷設備への搬入時刻、保冷設備内温度および保冷設備からの搬出時刻を記録します。

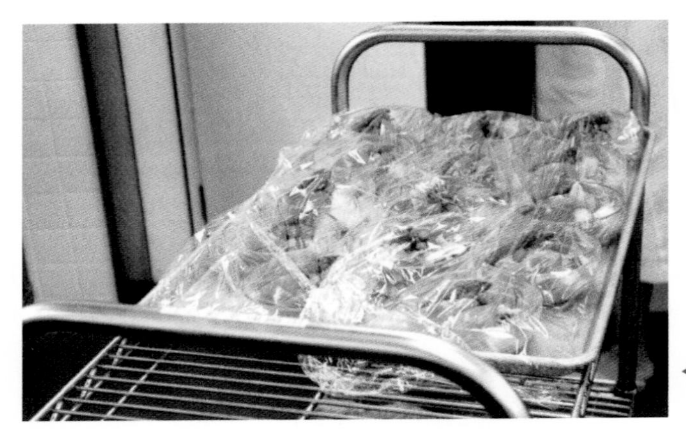

◀製品の保管には、ラップなどをして二次汚染を防ぎます。

調理従事者等	◆小さい容器に衛生的に小分けして冷却する ◆手指等からの二次汚染のないよう作業する

●放冷の仕方●

真空冷却機を利用するか、またはより小さい容器に衛生的に小分けして30分以内に中心温度を20℃付近（60分以内に中心温度を10℃付近）まで冷却します。

※鍋の直径が倍になると中心温度が下がる時間は４倍にもなるといわれています。

※点検表は76ページ

※保管記録簿は78ページ

（例）

食品保管時の記録簿

令和　年　月　日

責任者	衛生管理者

①　原材料保管時

品　目　名	搬入時刻	搬入時設備内（室内）温度	品　目　名	搬入時刻	搬入時設備内（室内）温度

②　調理終了後30分以内に提供される食品

品　目　名	調理終了時刻	品　目　名	調理終了時刻

③　調理終了後30分以上に提供される食品

ア　温かい状態で提供される食品

品　目　名	食缶等への移し替え時刻

イ　加熱後冷却する食品

品　目　名	冷却開始時刻	冷却終了時刻	保冷設備への搬入時刻	保冷設備内温度	保冷設備からの搬出時刻

ウ　その他の食品

品　目　名	保冷設備への搬入時刻	保冷設備内温度	保冷設備からの搬出時刻

〈進言事項〉

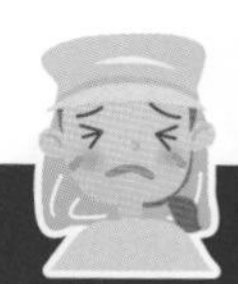

こんな失敗 ⑩ ――――――仕出し弁当を食べてウェルシュ菌による食中毒

▶仕出し弁当店Kが調製した昼食弁当を食べた９事業所86人が、夕方から翌日夜にかけて下痢、腹痛、腹部膨満感などの症状を呈する食中毒が起きました。

▶調査の結果、患者の便や切り昆布とさつま揚げの煮物から、高率にウェルシュ菌が検出され、さつま揚げの煮物が原因のウェルシュ菌による食中毒であることがわかりました。

▶このさつま揚げの煮物は、前日に２基の大釜で作られ、そのまま釜の中で一晩放置されていました。この間に、ウェルシュ菌が増殖したものです。

ウェルシュ菌は自然界に広く分布する嫌気性の芽胞菌です。前日の大量調理の際使用した大釜の中心部は無酸素状態となっていました。また冬場にもかかわらず調理場内は比較的長時間温暖に保たれており、このため大釜の中はウェルシュ菌が増殖するのに適した条件になっていたのでした。

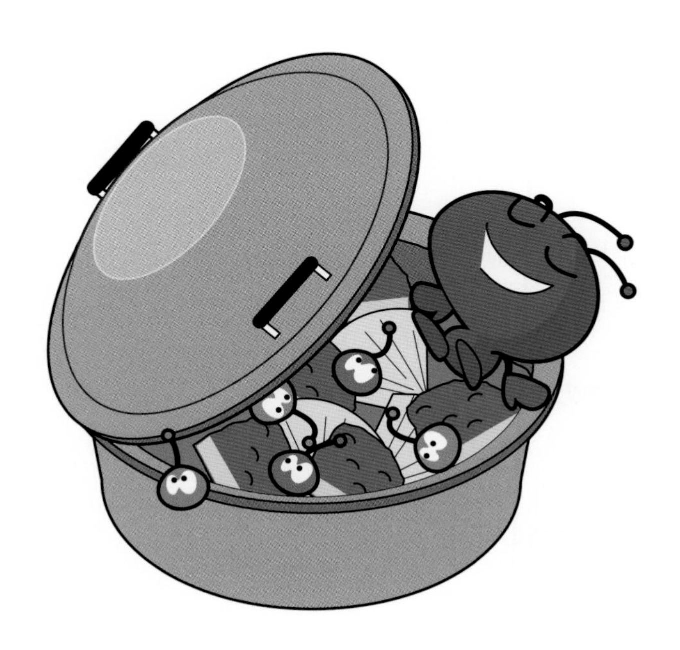

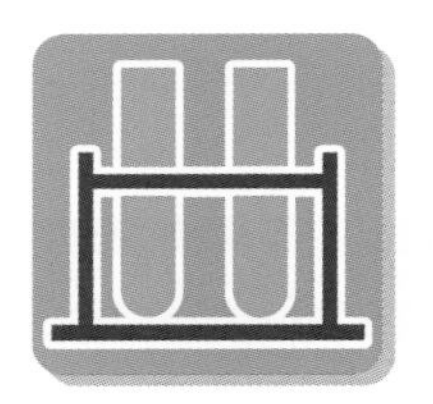

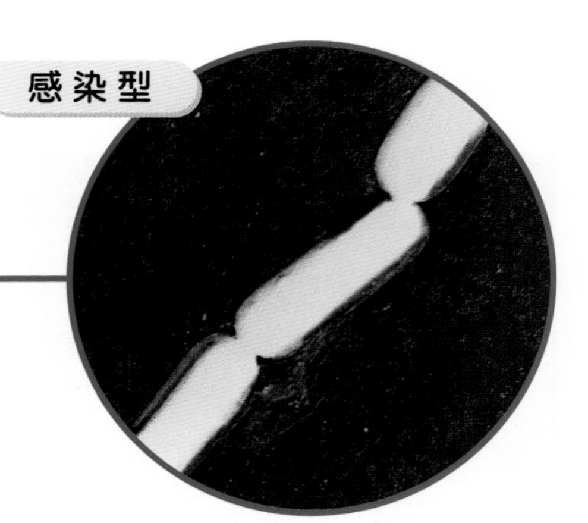

ウェルシュ菌
〈写真提供：国立感染症研究所〉

ウェルシュ菌とは？

◆由　来

ウェルシュ菌はもともとは土壌細菌ですが、海水等自然界に広く分布し、人や動物の腸管にも高率に存在します。発育至適温度は43～47℃で、50℃の高温でも発育するものがあります。

本菌は偏性嫌気性菌であるため、食品を大量に加熱調理して釜の中が酸欠状態になり、食品の温度が発育温度域にまで下がると、芽胞が発芽して急激に増殖し、毒素（エンテロトキシン）を産生します。

ウェルシュ菌がつくる芽胞は、100℃、６時間の加熱でも死滅しないものがあるため、「加熱済のものは絶対安心」という常識は本菌には当てはまりません。

◆主な症状

腹痛、下痢。おう吐、発熱はまれ

◆潜伏期間

６時間～18時間（平均10時間）

◆菌の分布

下水、土壌、人や動物の腸管

◆主な原因食品

肉類、魚介類、野菜を使用した煮込み料理など

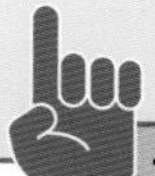

予防のポイント

■前日調理はさけ、加熱調理したものは速やかに食べる。
■大量の食品を加熱調理したときは、室温で放置せず、10℃以下または55℃以上で保管する。

7 盛りつけ

運営管理責任者	◆作業場の温度管理設備を敷設する

●作業場の温度管理設備●

作業場の環境は、食品を衛生的に取り扱ううえで大きく影響します。作業場の気温が高くなると、注意が散漫になったり、額の汗を作業服でぬぐったり、マスクや帽子に不用意に触るようになるからです。したがって、作業場の温度を管理して、調理従事者が快適に作業ができる環境をつくることは大切なことです。

衛生管理者	◆作業は二次汚染を防ぐため、他の作業の影響を受けない場所で行うよう管理する ◆調理従事者の衛生的な盛付け作業の確認を行う

●手作業の注意●

不適切な手洗いのまま、素手で調理後の食品を扱うことは、食中毒菌を付着させる原因となります。盛りつけのときには十分に手洗いをした後に、必要に応じて清潔な使い捨ての手袋等を使用しましょう。

調理従事者等	◆熱い食品は十分に放冷してから盛りつける ◆十分に手洗いをした後に、必要に応じて清潔な使い捨て手袋を使用する ◆食器や配食容器は清潔な物を使用する

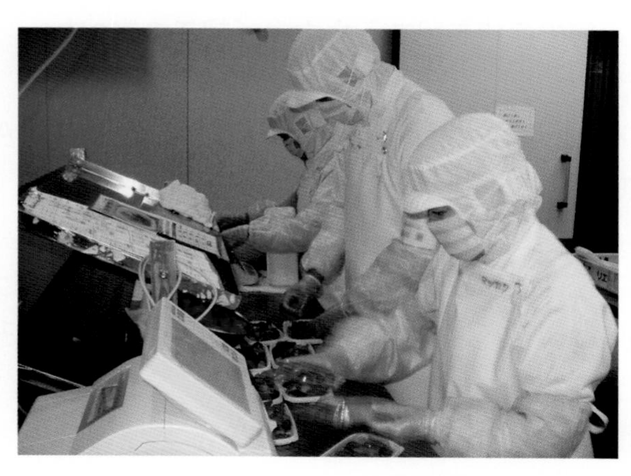

◀使い捨ての手袋を使用

※手袋を過信してはいけません。作業中手袋をしたまま原材料の下処理等他の作業を行ったり、着衣、マスク等に触ったりすることで手袋が細菌の汚染を媒介することになります。また、長時間の着用は手袋の中でかいた汗が食品を汚染するなど、思わぬ事故をひき起こしかねません。使い捨ての手袋は、こまめに取り替えましょう。

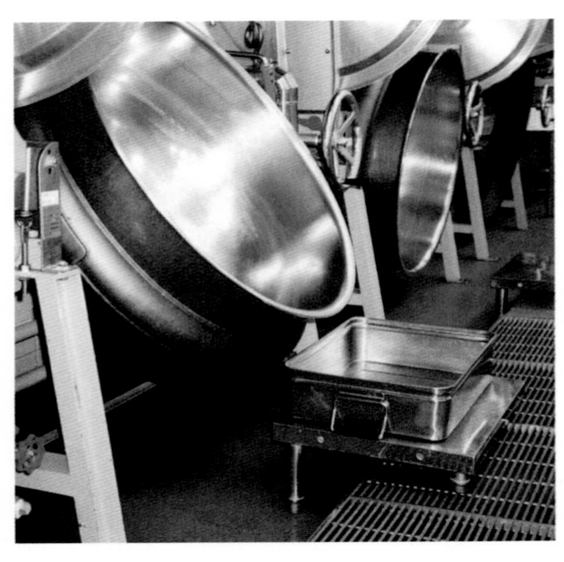

◀食缶を、直接床に置かない工夫
（専用の台を用いている）

●清潔な食器●

食器は十分、洗浄殺菌したものを使用することは言うまでもありません。

また、食品や器具等の取り扱いは、床面からの跳ね水等による汚染を防止するため、床面から60cm以上の場所で行いましょう。なお、食缶で食品を取り扱う場合には30cm以上の台に載せて行います。

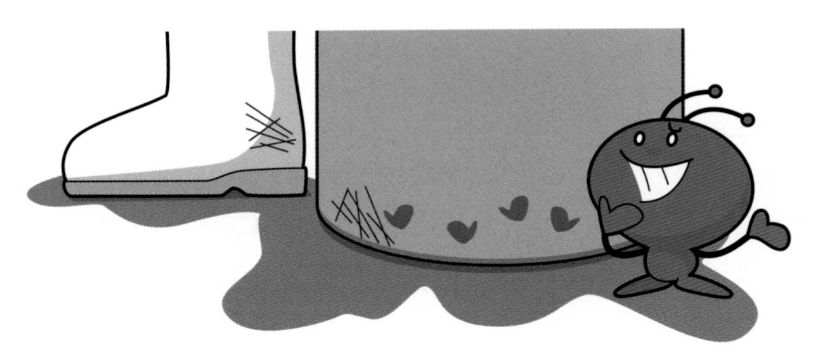

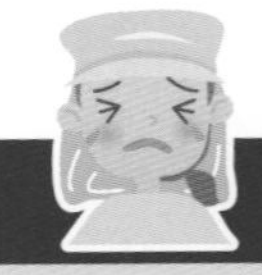

こんな失敗 ⑪ ―――――給食の煎り卵から黄色ブドウ球菌による食中毒

▶２月中旬、小学校で給食を食べた児童、教職員548名のうち231名に、１時間半後から翌日早朝にかけて吐き気、おう吐、腹痛等の症状を呈する食中毒が起こりました。

▶調査の結果、患者の便や給食で提供された三色弁当の煎り卵からエンテロトキシンＡ型を検出し、黄色ブドウ球菌による食中毒とわかりました。

▶この煎り卵は前日の午後調理され、放冷後冷蔵庫に保管し、当日の午前中に盛り付けたものでした。調理にあたった人の中には、手指に傷や手荒れのある人や、カゼぎみであるにもかかわらずマスクさえしていなかった人がいました。

したがって、前日の調理時および当日の盛り付け時に汚染されたことや冷蔵庫が十分に機能していなかったこともあり、煎り卵に付着した黄色ブドウ球菌が増殖したものでした。

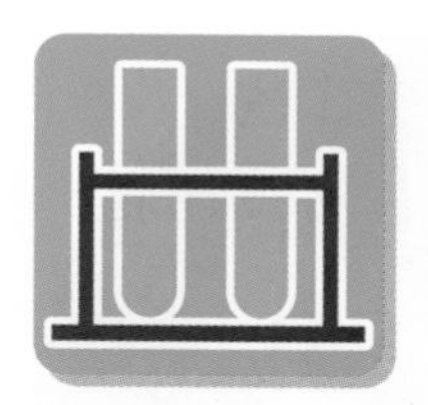

黄色ブドウ球菌とは？

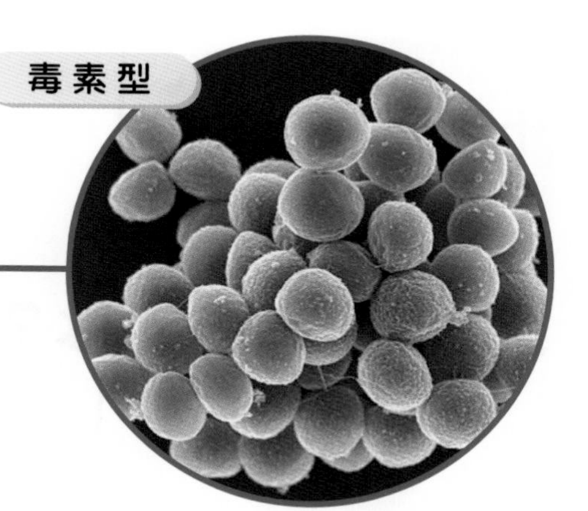

黄色ブドウ球菌
〈写真提供：国立感染症研究所〉

◆由　来

黄色ブドウ球菌は化膿キズ、おでき、水虫、にきび、のどや鼻腔、皮膚、毛髪等に常在しており、健康な人でも保菌しています。

本菌は酸素の有無にかかわらず、また、多少塩分があっても増殖可能ですが、熱に弱いので、十分に加熱調理（75℃、１分間以上）すれば死滅します。

なお、本菌は食品の中で増殖するときに毒素（エンテロトキシン）をつくり、人に危害を及ぼします。毒素は耐熱性で100℃、30分間の加熱でも分解されません。

◆主な症状

吐き気、おう吐、腹痛、下痢

◆潜伏期間

１時間～３時間

◆菌の分布

人や動物の表皮、粘膜、腸管等に常在

◆主な原因食品

乳、乳製品、畜産製品、穀類とその加工品（おにぎり、弁当）、魚肉ねり製品など

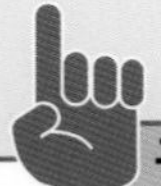

予防のポイント

- ■手指の洗浄・消毒を十分に行う。
- ■手荒れや切り傷、化膿巣のある人は、食品に直接触れない。
- ■おにぎりを作るときは、ラップで包むようにして握る。
- ■調理から食べるまでの時間をなるべく短くする。10℃以下で保存する。
- ■ねずみや衛生害虫の防御策を講ずる。

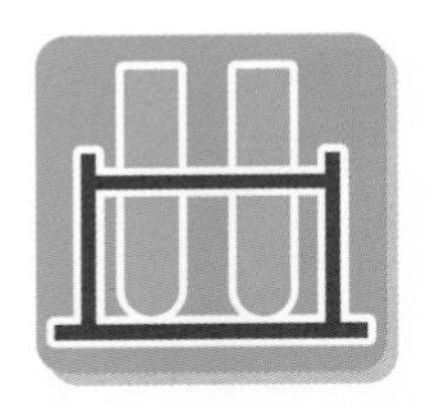

ノロウイルスとは？

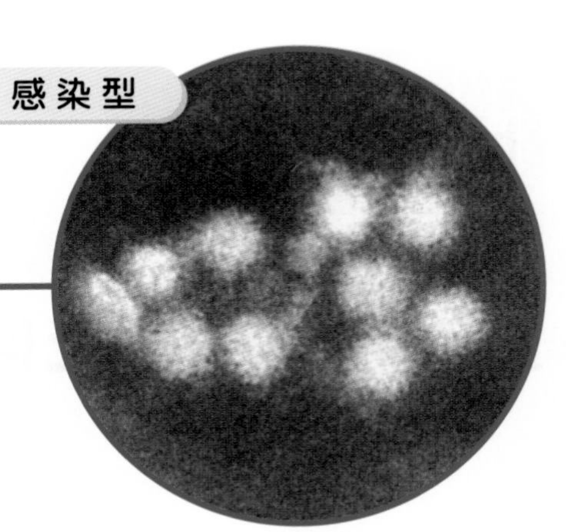

ノロウイルス
〈写真提供：国立感染症研究所〉

◆由　来

ノロウイルスは人の腸管で増殖する、幅広い年齢層において急性胃腸炎の原因となるウイルスで、特に冬季を中心に多発しています。ノロウイルスは口から入り、体内では小腸上部の細胞に感染し、増殖します。

ノロウイルスによる急性胃腸炎には、ノロウイルスに汚染された食品を食べたことで発症する場合（食中毒）と、学校や高齢者施設などの集団施設でふん便やおう吐物の不適切な処理で残ったウイルスにより発生する場合（感染症）のものがあります。

◆主な症状

吐き気、おう吐、腹痛、下痢、発熱（38℃以下）

※感染しても発症しない（不顕性感染）場合があります。

◆潜伏期間

24時間～48時間

◆菌の分布

ノロウイルスに汚染された二枚貝の中腸腺

◆主な原因食品

ノロウイルスに感染した食品取扱者を介して汚染された食品、ノロウイルスに汚染された加熱不足の二枚貝

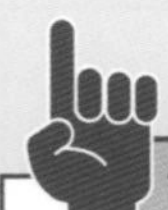

予防のポイント

■二枚貝は完全に加熱（中心部が85～90℃で90秒間以上）する。
■調理する人は用便後や調理前によく手指を洗浄・消毒する。
■調理器具等は洗剤を使用し十分に洗浄した後、次亜塩素酸ナトリウム（塩素濃度200ppm）等で浸すように拭くか、熱湯で１分間以上加熱する。

8 配食および配送

調理後、短時間のうちに提供、喫食することは、食中毒を防止するための大切なポイントの1つです。作りおきの給食や仕出し弁当など配送工程がある場合は、特に温度と時間を管理しましょう。

運営管理責任者	◆運搬車には、防塵対策を講じる ◆低温管理のための装置を備える ◆製品には、消費期限を表示するラベルを用意する

●運搬車の整備●

製造後、販売するまでの配送や保管における時間と温度の管理ができる運搬車を使用します。10℃以下または65℃以上の適切な温度管理を行います。

衛生管理者	◆消費期限の表示を確認する ◆配送先は記録表を用いて管理する ◆調理後は速やかに配送、提供するよう管理する

※配送点検表は79ページ

(例)

配送点検表

令和　年　月　日

責任者	記録者

	チェックポイント	採点	改善すべき事項
1	配送の際、保冷車を使用していますか		
2	保冷車の冷却装置は稼働していますか		
3	配送車の大きさは適切ですか		
4	配送車の内部は清潔ですか		
5	十分に放冷してから積み込んでいますか		
6	調理後、配送までの時間は適切ですか		
7	配送記録をつけていますか		
8	配送にかかる時間は適切ですか		

※採点　◎：良好　△：まあまあ　×：不良

〈改善事項の進言〉

〈処理状況〉

●配送の管理●

センター方式の給食や仕出し弁当は、配送を短時間に行うために製品の配送先の記録表を作成して管理しましょう。

※配送先記録簿は80ページ

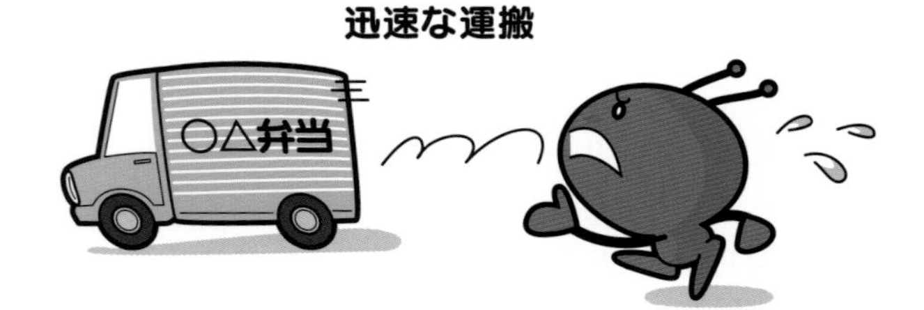

(例)　　配送先記録簿

令和　年　月　日

責任者	記録者

出発時刻 [　　] ⇒ 帰り時刻 [　　]

保冷設備への搬入時刻（　：　）

保冷設備内温度　（　　）

配　送　先	配送先所在地	品　目　名	数量	配送時刻
				：
				：
				：
				：
				：
				：
				：
				：

〈進言事項〉

調理従事者等	◆弁当等には調理日時を表示する ◆調理後は速やかに配送、提供する

●弁当の表示●

容器包装に入れられた弁当には、表示が必要です。

①弁当の名称
②製造者名
③製造所所在地
④添加物を含む原材料
⑤アレルゲン
⑥消費期限等（必要に応じて時間まで）
⑦保存方法
⑧内容量
⑨米の産地（米飯類を含む弁当に限る）

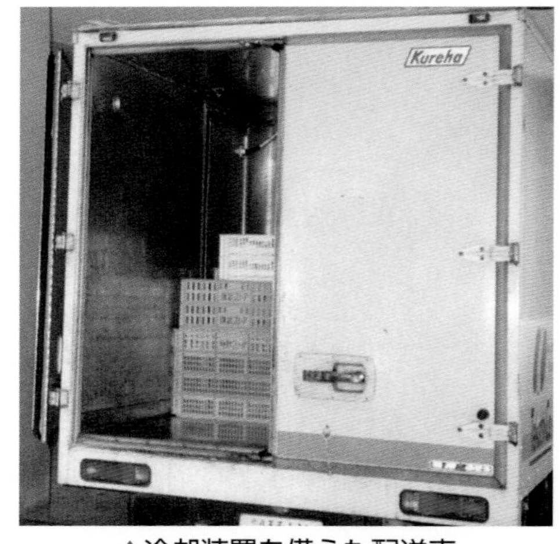

▲冷却装置を備えた配送車

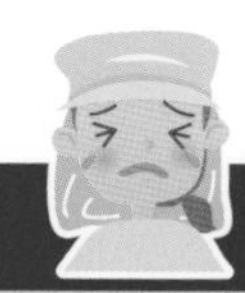

こんな失敗 ⑫ ―――温かい仕出し弁当により下痢原性大腸菌による食中毒

▶５月中旬、Ｔ仕出し屋が40事業所から昼食用の弁当2,340食の注文を受け、調製して配達しました。この弁当を食べたうちの429名が当日午後２時ごろから、腹痛、下痢、発熱の症状を呈しました。

▶調査の結果、患者や健康喫食者の便から下痢原性大腸菌が検出され、これによる食中毒と推察されました。

▶弁当の副食は、鶏から揚げ、ミートエッグ、肉じゃが、ほうれん草のごま和え、千切りキャベツ等でした。この店ではキャベツをまったく洗浄しないばかりか、他の副食も不潔な手で盛り付けており、さらに副食や米飯を十分放冷せずに詰め合わせていました。

また、配送の際には「温かい弁当」とするために、自動車のなかに数時間も放置して、わざわざ細菌が増殖するようにしていたのでした。

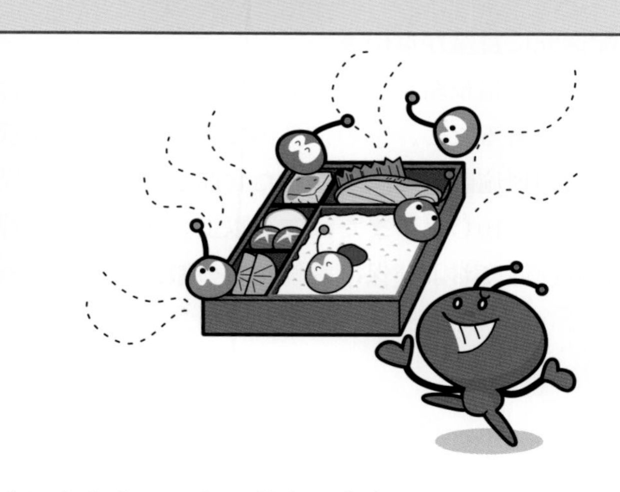

食事の提供方法による注意事項

調理後の食品は、調理終了後から２時間以内に喫食することが望まれます。

❶調理施設に併設した食堂で喫食するもの

●注文に応じて調理●

郊外レストランや弁当屋などは、注文を受けてから調理を始めるため、調理が終わってから食べ始めるまでの時間が比較的短いので、加熱不足や原料由来の細菌による二次汚染に注意します。

●カフェテリア方式●

セルフサービスの食堂で多種類の単品料理の中から、客が好みのものを選んで組み合わせるもの。調理後、料理を保存するようになるため、保存温度の管理や消費回転を速くする工夫をします。

●バイキング方式●

１つのテーブルに各種の料理を大皿に盛って並べ、セルフサービスで好きなだけ取って食べる食事形式。調理後、比較的長い時間大皿に盛って準備するため、喫食までの時間を短縮するような工夫をします。

●単一定食献立式●

給食の献立が単一のもの。事業所の寮の夕食などは、調理後、喫食まで室温で保存せずに冷蔵保存しましょう。

❷配送工程があるものは保冷装置のある運搬車で配送します。

配送にあたっては、製品調製後、速やかに放冷しておきます。

配送の際は、配送先および品目、数量を記録しておきます。

※配送先の記録は１年間保存しておきます。

●配送先に食堂がある●

セントラルキッチンシステムや共同調理式学校給食などは、大型調理施設で集中的にそうざいや弁当を調製し、小規模調理施設や調理施設のない学校、事業所の食堂に配送することになります。配送にあたっては、保冷または保温設備のある運搬車で配送します。

●配送先に食堂がない●

いわゆる福祉給食など、配送先に食堂がない場合は、喫食者の都合で喫食までの時間が長くなることがあるため、早めに食べてもらうように注意を喚起することが必要です。

共同調理施設等で調理された食品を受け入れ、提供する施設でも、提供まで30分以上を要する場合には、10℃以下または65℃以上の適切な温度管理をしましょう。保冷設備への搬入時刻、保冷設備内温度および保冷設備からの搬出時刻を記録します。

※記録簿は78ページ

メモ　毒素型食中毒と感染型食中毒

微生物による食中毒は、細菌性食中毒とウイルス性食中毒に分類され、さらに、細菌性食中毒は、「毒素型」と「感染型」に分類されます。毒素型食中毒では、細菌を摂取するのではなく、細菌が食品中で増殖した際に産生された毒素を食品と共に摂取することによって食中毒を起こします。代表的な菌は、黄色ブドウ球菌やボツリヌス菌、セレウス菌です。

一方、感染型食中毒では、食品中に増殖した原因菌を食品と共に摂取した後、原因菌が腸管内でさらに増殖して毒素を出したり、腸管組織内に侵入した結果、食中毒症状を起こします。腸炎ビブリオやカンピロバクターなどによる食中毒がこのタイプに該当します。

製品の検査と検食の保存

運営管理責任者	◆専用の検食用容器を用意する ◆検食の保存専用の冷凍庫を用意する ◆製品の細菌検査など、自主検査をして、製品を管理する

●検食専用の機材●

検食用食品の保管のために検食専用の容器と、他の食材料に影響を及ぼさないよう専用の冷凍庫を準備します。

●製品の自主検査●

定期的に、または施設を改装したり長期の休業の後など臨時に、製品の自主検査を行って、製品の管理を行います。

衛生管理者	◆検食を管理する ◆官能検査の検査簿を作成して管理する

●検食の保存と管理●

検食は万一、食中毒等の事故が発生したとき、その原因を明らかにするとともに、再発防止など適切な対応策を講ずるために重要な意味をもちます。検食の保存、管理ともに、献立表を保存しておきましょう。

※献立表は１年間保存します。

●製品の官能検査●

調理加工された製品は、調理従事者以外の者と一緒に、加熱調理、放冷が適切に行われ、異味、異臭や異物混入などの異常がないことを確認しましょう。

調理従事者等	◆検食を保存する ◆製品の官能検査をする

●検食の保存●

食中毒菌の多くは潜伏期間がおよそ48時間以内ですが、カンピロバクターや腸管出血性大腸菌では、最長１週間程度の例もあります。したがって、検食はできるだけ長い時間保管することが望まれます。

①検食は－20℃以下で２週間以上保存します。
②原材料および調理済み食品のメニュー毎に、50ｇ程度ずつ保管し、密閉します。
③原材料は、特に、洗浄・殺菌等を行わず、購入した状態で、調理済み食品は配膳後のものと同じものを保存します。
④専用の冷凍保管庫に保存します。
⑤日時等を記入し、適正に管理します。

主な食中毒起因菌の潜伏期間

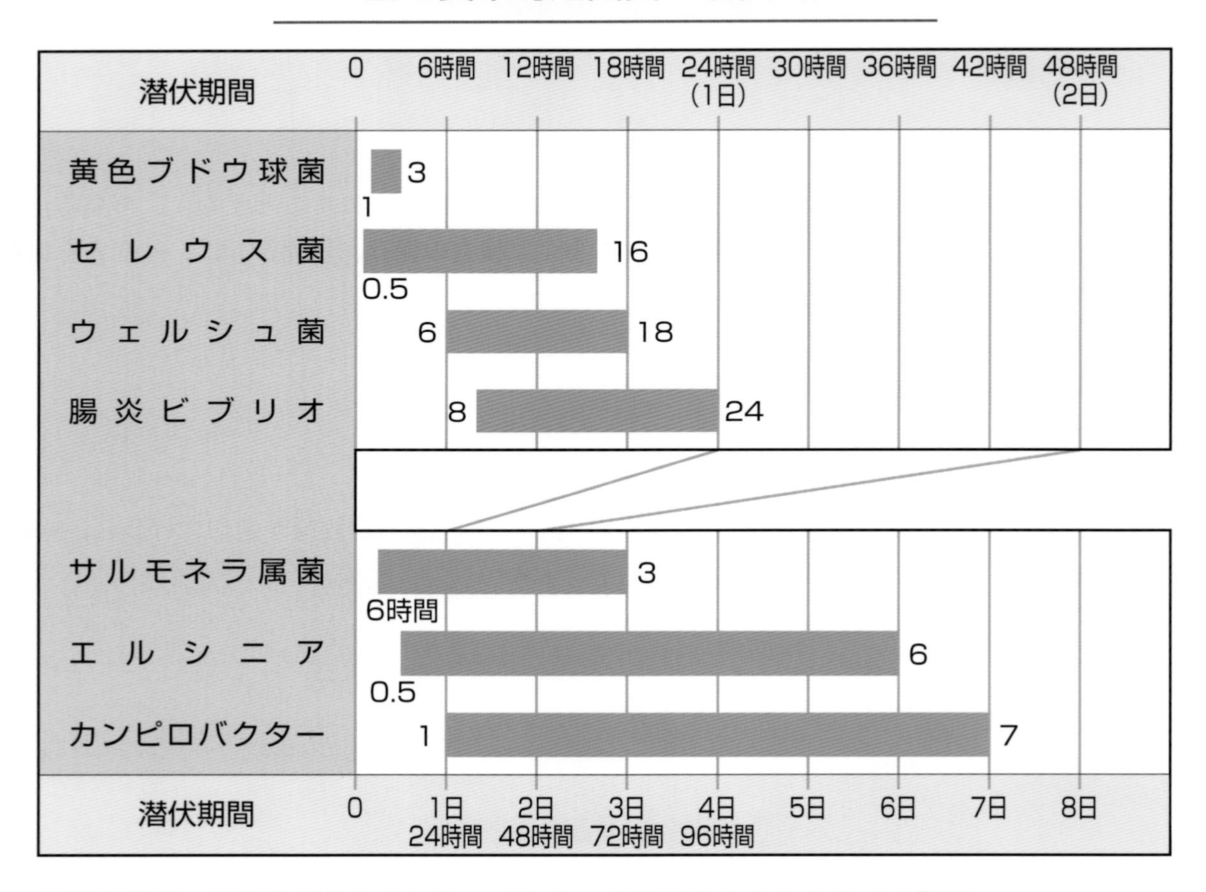

※潜伏期間：病原菌が体の中に入ってから、症状があらわれるまでの期間

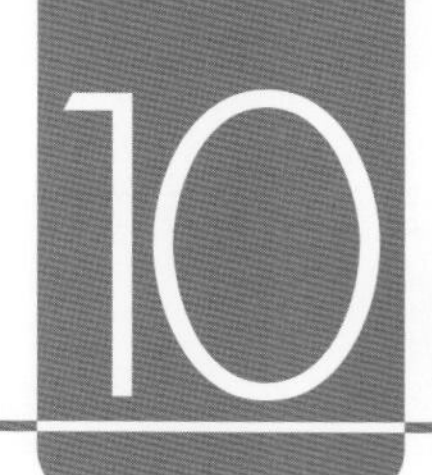

10 廃棄物の処理

食品を大量に調理すると、野菜くずや魚介類等の下処理に伴って発生する廃棄物（厨芥）のほかに、ダンボール、空き容器、返却された残渣などの廃棄物も大量に出ます。

そこで、廃棄物がねずみや衛生害虫の発生源や誘因にならないような工夫が必要です。

運営管理責任者	◆廃棄物の保管場所を確保する ◆非汚染作業区域を通らないで廃棄物を搬出できる構造にする

●廃棄物の搬出●

廃棄物を衛生的に搬出するためには、①ふたのある専用の廃棄物容器を用意し、②調理場や盛付け場など非汚染作業区域を通らないで搬出できる位置に、③カラスなどにいたずらされないような保管設備を設けます。

廃棄物容器は、汚臭、汚液がもれないように管理するとともに、作業終了後は速やかに清掃します。

廃棄物が作業場に放置されないよう、適宜集積場に搬出します。

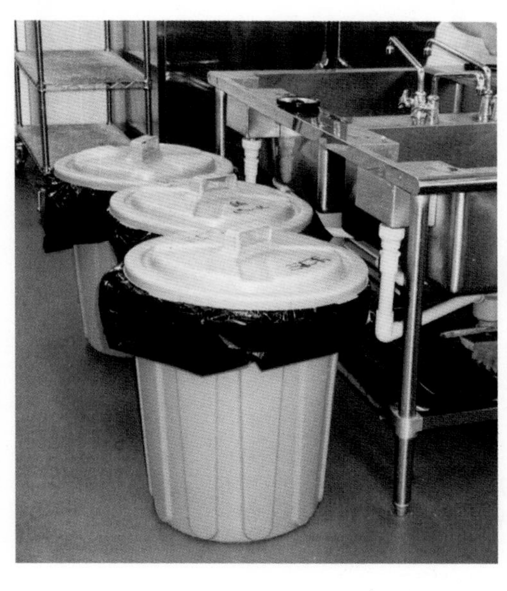

◀廃棄物は、生ゴミ、空き容器、包装紙などに分別して廃棄します

衛生管理者	◆廃棄物の衛生的な管理を確認する ◆廃棄場所の衛生的な管理を確認する ◆廃棄場所において、定期的に衛生害虫等の駆除を行う

●定期的なねずみや衛生害虫の駆除●

廃棄物の保管場所は常に清掃されていることを確認し、ねずみや衛生害虫のすみかにならないように定期的に駆除を行います。

廃棄物集積場所は、廃棄物の搬出後清掃するなど、周囲の環境に悪影響を及ぼさないよう管理します。

※記録は１年間保存しておきます。

※点検表は76ページ

調理従事者等	◆廃棄物は、生ゴミ、ダンボール、空びん、空缶、空ペットボトルなどに分別して処理する ◆生ゴミはふたのある専用の容器に入れ、ただちに調理室外に搬出する ◆包装紙、ダンボール箱は整理して保管場所に搬出する

●ねずみや衛生害虫のすみかにしない●

①厨芥などの生ゴミは、汚汁がもれないように容器に入れ、衛生害虫が入り込まないようにきちんとふたをします。
②包装紙、ダンボール箱はゴキブリなどのすみかにならないように整理して、こまめに捨てるようにします。
③空缶、空びん、空ペットボトルは残りかすを洗い流してから搬出します。

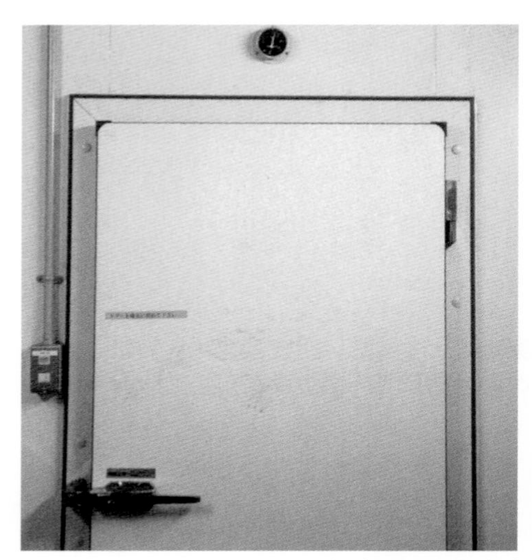
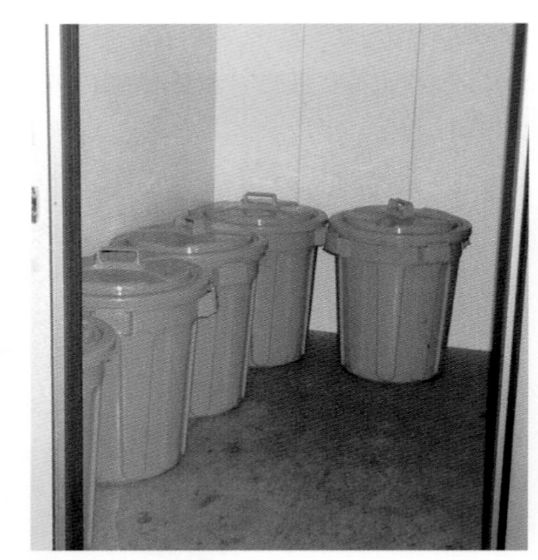

▲生ゴミを衛生害虫のすみかにしない工夫▲
（廃棄物専用の冷蔵設備）

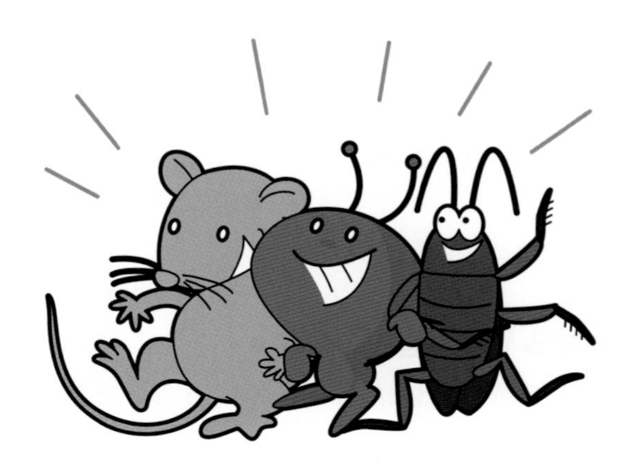

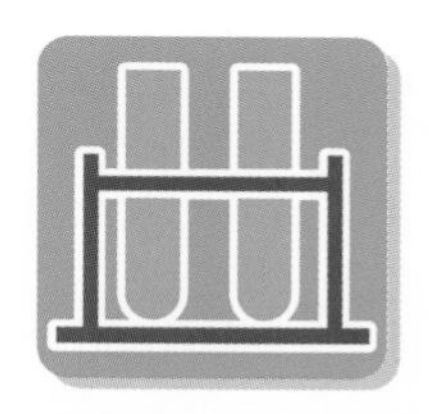

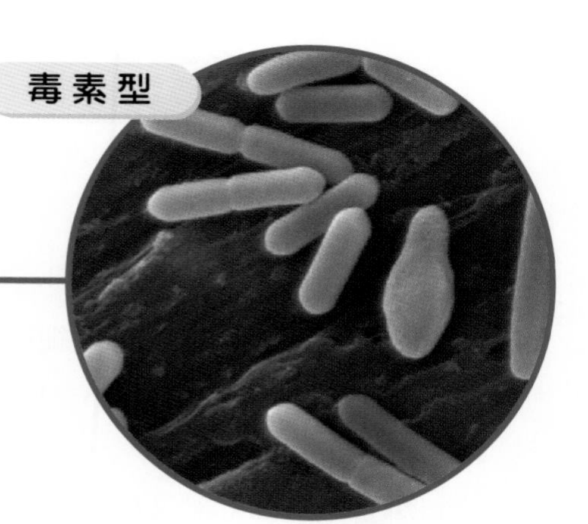

毒素型

ボツリヌス菌とは？

ボツリヌス菌
〈写真提供：食品安全委員会事務局〉

◆由　来

酸素のないところで増殖し、熱にきわめて強い芽胞を作ります。また、毒性の強い神経毒を作り、毒素の無害化には80℃で30分間の加熱を要します。

◆主な症状

吐き気、おう吐、筋力低下、神経症状（視力障害、言語障害、えん下困難、呼吸困難）

◆潜伏期間

8時間～36時間

◆菌の分布

土壌や海、河川、動物の腸管など自然界に広く生息

◆主な原因食品

かん詰、びん詰、真空パック食品（からしれんこん）、レトルト類似食品、自家製のいずしなどの保存食品

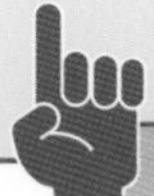

予防のポイント

- 真空パックやかん詰が膨張していたら食べない。
- 「食品を気密性のある容器包装に入れ、密封した後、加圧加熱殺菌した（かん詰、びん詰を除く）」旨の記載がないレトルト類似食品は、10℃以下で保存する。
- 「乳児ボツリヌス症」は蜂蜜が原因です。１歳未満の乳児には蜂蜜を与えない。

食中毒予防の３原則の再確認

〈細菌は身のまわりに〉

私たちのまわりはすべて細菌のすみかといえます。これらの細菌は顕微鏡を使ってやっと存在がわかるほど小さいもので、肉眼では食品が細菌に汚染されているかどうかはわかりません。

しかも、たとえ細菌が増殖していても、よほどのことがないかぎり、におい、味、形などに変化は起こりません。

〈食中毒のほとんどは、細菌が原因〉

食中毒の発生件数では細菌性食中毒が約45％を占めています。

食中毒を予防するためにはこのように見えない敵を相手にすることですので、難しいことではありますが、敵の性質を知れば適切な対策が立てられます。

〈食中毒を起こさないために〉

目に見えない細菌に対する効果的な対策とは、食品に細菌をつけないことです。しかし細菌は一瞬のすきに食品に侵入してきます。よって、もし細菌が侵入したとしてもそれが増殖しないようにすることです。

そして最後に、食品中に含まれている細菌を死滅させてしまうことです。

〈食中毒予防の３原則〉

細菌をつけない、増やさない、やっつける、この３つの要素を完全に実施することが、食品の安全を確保する秘訣です。

実際の方法としては、清潔、迅速、温度管理（冷却または加熱）の３つの要素が重要であり、これを食品取扱いの３原則と呼んでいます。

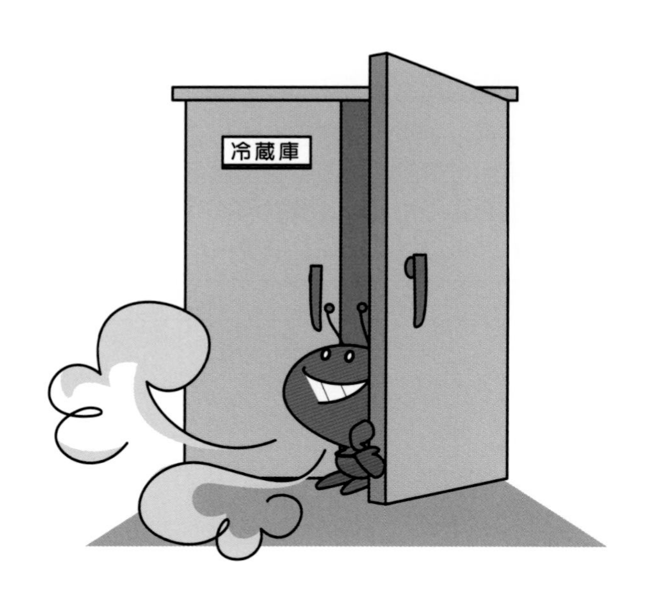

大量調理施設の衛生管理上のポイント

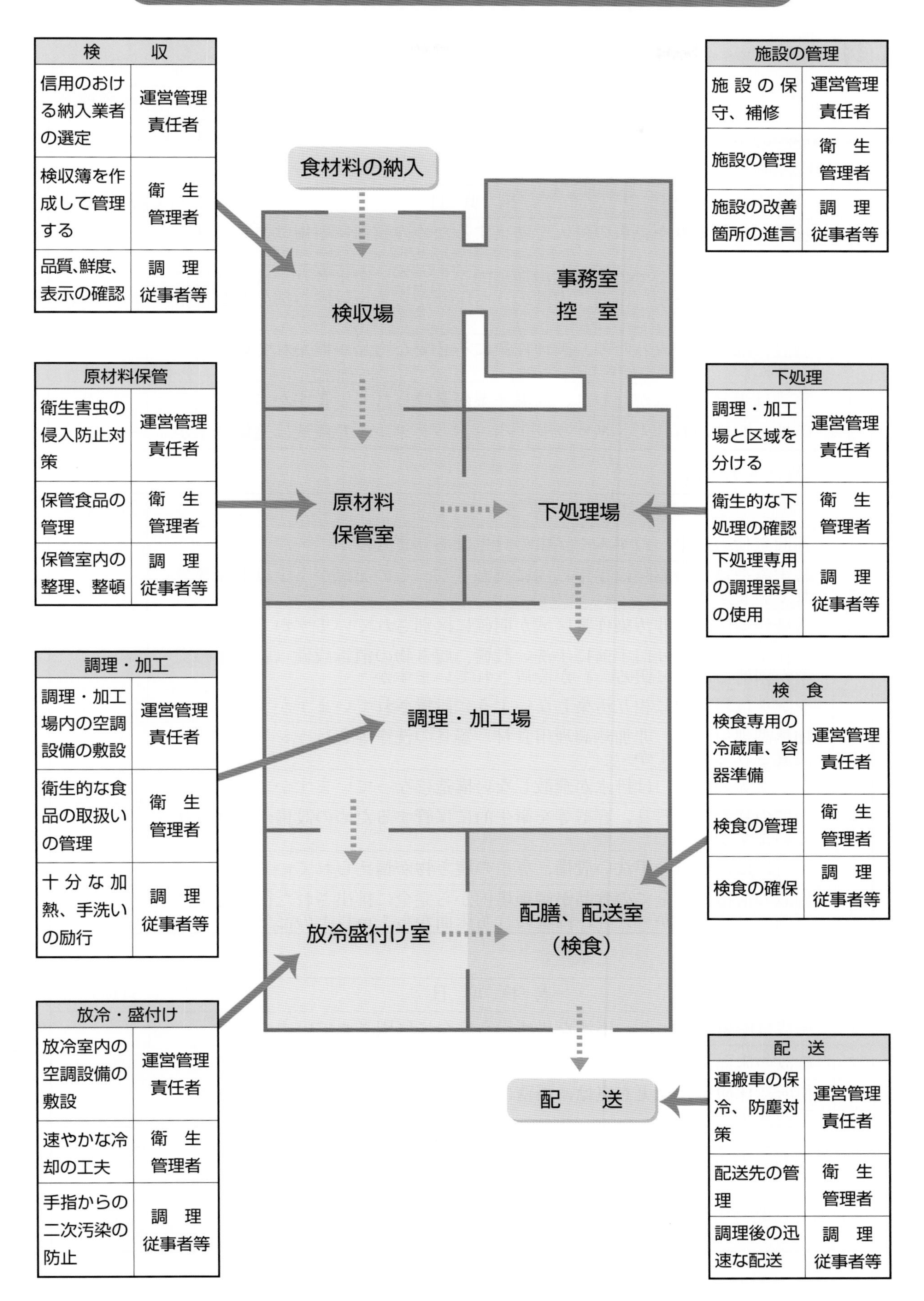

検　収	
信用のおける納入業者の選定	運営管理責任者
検収簿を作成して管理する	衛　生管理者
品質、鮮度、表示の確認	調　理従事者等

原材料保管	
衛生害虫の侵入防止対策	運営管理責任者
保管食品の管理	衛　生管理者
保管室内の整理、整頓	調　理従事者等

調理・加工	
調理・加工場内の空調設備の敷設	運営管理責任者
衛生的な食品の取扱いの管理	衛　生管理者
十分な加熱、手洗いの励行	調　理従事者等

放冷・盛付け	
放冷室内の空調設備の敷設	運営管理責任者
速やかな冷却の工夫	衛　生管理者
手指からの二次汚染の防止	調　理従事者等

施設の管理	
施設の保守、補修	運営管理責任者
施設の管理	衛　生管理者
施設の改善箇所の進言	調　理従事者等

下処理	
調理・加工場と区域を分ける	運営管理責任者
衛生的な下処理の確認	衛　生管理者
下処理専用の調理器具の使用	調　理従事者等

検　食	
検食専用の冷蔵庫、容器準備	運営管理責任者
検食の管理	衛　生管理者
検食の確保	調　理従事者等

配　送	
運搬車の保冷、防塵対策	運営管理責任者
配送先の管理	衛　生管理者
調理後の迅速な配送	調　理従事者等

点検表・記録簿

(例)

調理施設の点検表

令和　　年　　月　　日

責任者	衛生管理者

1. 毎日点検

	点検項目	点検結果
1	施設へのねずみや昆虫の侵入を防止するための設備に不備はありませんか	
2	施設の清掃は、全ての食品が調理場内から完全に搬出された後、適切に実施されましたか（床面、内壁のうち床面から1ｍ以内の部分及び手指の触れる場所）	
3	施設に部外者が入ったり、調理作業に不必要な物品が置かれていたりしませんか	
4	施設は十分な換気が行われ、高温多湿が避けられていますか	
5	手洗い設備の石けん、爪ブラシ、ペーパータオル、殺菌液は適切ですか	

2. 1か月ごとの点検

	点検項目	点検結果
1	巡回点検の結果、ねずみや昆虫の発生はありませんか	
2	ねずみや昆虫の駆除は半年以内に実施され、その記録が1年以上保存されていますか	
3	汚染作業区域と非汚染作業区域が明確に区別されていますか	
4	各作業区域の入り口手前に手洗い設備、履き物の消毒設備（履き物の交換が困難な場合に限る。）が設置されていますか	
5	シンクは用途別に相互汚染しないように設置されていますか	
	加熱調理用食材、非加熱調理用食材、器具の洗浄等を行うシンクは別に設置されていますか	
6	シンク等の排水口は排水が飛散しない構造になっていますか	
7	全ての移動性の器具、容器等を衛生的に保管するための設備が設けられていますか	
8	便所には、専用の手洗い設備、専用の履き物が備えられていますか	
9	施設の清掃は、全ての食品が調理場内から完全に排出された後、適切に実施されましたか（天井、内壁のうち床面から1ｍ以上の部分）	

3. 3か月ごとの点検

	点検項目	点検結果
1	施設は隔壁等により、不潔な場所から完全に区別されていますか	
2	施設の床面は排水が容易に行える構造になっていますか	
3	便所、休憩室及び更衣室は、隔壁により食品を取り扱う場所と区分されていますか	

〈改善を行った点〉

〈計画的に改善すべき点〉

(例)

調理器具等の点検表

令和　　年　　月　　日

責任者	衛生管理者

調理器具、容器等の点検表

	点検項目	点検結果
1	包丁、まな板等の調理器具は用途別及び食品別に用意し、混同しないように使用されていますか	
2	調理器具、容器等は作業動線を考慮し、予め適切な場所に適切な数が配置されていますか	
3	調理器具、容器等は使用後（必要に応じて使用中）に洗浄・殺菌し、乾燥されていますか	
4	調理場内における器具、容器等の洗浄・殺菌は、全ての食品が調理場から搬出された後、行っていますか（使用中等やむを得ない場合は、洗浄水等が飛散しないように行うこと。）	
5	調理機械は、最低１日１回以上、分解して洗浄・消毒し、乾燥されていますか	
6	全ての調理器具、容器等は衛生的に保管されていますか	

〈改善を行った点〉

〈計画的に改善すべき点〉

（例）

使用水の点検表

令和　　年　　月　　日

責任者	衛生管理者

使用水の点検表

採取場所	採取時期	色	濁り	臭い	異物	残留塩素濃度
						mg/l
						mg/l
						mg/l
						mg/l

井戸水、貯水槽の点検表（月１回点検）

	点検項目	点検結果
1	水道事業により供給される水以外の井戸水等の水を使用している場合には、半年以内に水質検査が実施されていますか	
	検査結果は１年間保管されていますか	
2	貯水槽は清潔を保持するため、１年以内に清掃が実施されていますか	
	清掃した証明書は１年間保管されていますか	

〈改善を行った点〉

〈計画的に改善すべき点〉

（例）

従事者等の衛生管理点検表

令和　　年　　月　　日

責任者	衛生管理者

氏　　名	下痢	嘔吐	発熱等	化膿創	服装	帽子	毛髪	履物	爪	指輪等	手洗い

	点　検　項　目		点検結果
1	健康診断、検便検査の結果に異常はありませんか		
2	下痢、嘔吐、発熱などの症状はありませんか		
3	手指や顔面に化膿創がありませんか		
4	着用する外衣、帽子は毎日専用で清潔なものに交換されていますか		
5	毛髪が帽子から出ていませんか		
6	作業場専用の履物を使っていますか		
7	爪は短く切っていますか		
8	指輪やマニキュアをしていませんか		
9	手洗いを適切な時期に適切な方法で行っていますか		
10	下処理から調理場への移動の際には外衣、履物の交換（履物の交換が困難な場合には、履物の消毒）が行われていますか		
11	便所には、調理作業時に着用する外衣、帽子、履物のまま入らないようにしていますか		
12	調理、点検に従事しない者が、やむを得ず、調理施設に立ち入る場合には、専用の清潔な帽子、外衣及び履物を着用させ、手洗い及び手指の消毒を行わせましたか	立ち入った者	点検結果

〈改善を行った点〉
〈計画的に改善すべき点〉

(例)

検 収 の 記 録 簿

令和　　年　　月　　日

責任者	衛生管理者

納品の時　刻	納入業者名	品目名	生産地	期限表示	数量	鮮度	包装	品温	異物
:									
:									
:									
:									
:									
:									
:									
:									
:									
:									

〈進言事項〉

(例)

原材料の取扱い等点検表

令和　　年　　月　　日

責任者	衛生管理者

① 原材料の取扱い（毎日点検）

	点検項目	点検結果
1	原材料の納入に際しては調理従事者等が立ち会いましたか	
	検収場で原材料の品質、鮮度、品温、異物の混入等について点検を行いましたか	
2	原材料の納入に際し、生鮮食品については、１回で使い切る量を調理当日に仕入れましたか	
3	原材料は分類ごとに区分して、原材料専用の保管場に保管設備を設け、適切な温度で保管されていますか	
	原材料の搬入時の時刻及び温度の記録がされていますか	
4	原材料の包装の汚染を保管設備に持ち込まないようにしていますか	
	保管設備内での原材料の相互汚染が防がれていますか	
5	原材料を配送用包装のまま非汚染作業区域に持ち込んでいませんか	

② 原材料の取扱い（月１回点検）

	点検項目	点検結果
	原材料について納入業者が定期的に実施する検査結果の提出が最近１か月以内にありましたか	
	検査結果は１年間保管されていますか	

③ 検食の保存

	点検項目	点検結果
	検食は、原材料（購入した状態のもの）及び調理済み食品（配膳後のもの）を食品ごとに50g程度ずつ清潔な容器に密封して入れ、－20℃以下で２週間以上保存されていますか	

〈改善を行った点〉

〈計画的に改善すべき点〉

(例)　　調理等における点検表　令和　　年　　月　　日

責任者	衛生管理者

① 下処理・調理中の取扱い

	点検項目	点検結果
1	非汚染作業区域内に汚染を持ち込まないよう、下処理を確実に実施していますか	
2	冷凍又は冷蔵設備から出した原材料は速やかに下処理、調理に移行させていますか	
	非加熱で供される食品は下処理後速やかに調理に移行していますか	
3	野菜及び果物を加熱せずに供する場合には、適切な洗浄（必要に応じて殺菌）を実施していますか	
4	加熱調理食品は中心部が十分(75℃で１分間以上(二枚貝等ノロウイルス汚染のおそれのある食品の場合は85〜90℃で90秒間以上)等)加熱されていますか	
5	食品及び移動性の調理器具並びに容器の取扱いは床面から60cm以上の場所で行われていますか（ただし、跳ね水等からの直接汚染が防止できる食缶等で食品を取り扱う場合には、30cm以上の台にのせて行う。）	
6	加熱調理後の食品の冷却、非加熱調理食品の下処理後における調理場等での一時保管等は清潔な場所で行われていますか	
7	加熱調理食品にトッピングする非加熱調理食品は、直接喫食する非加熱調理食品と同様の衛生管理を行い、トッピングする時期は提供までの時間が極力短くなるようにしていますか	

② 調理後の取扱い

	点検項目	点検結果
1	加熱調理後、食品を冷却する場合には、速やかに中心温度を下げる工夫がされていますか	
2	調理後の食品は、他からの二次汚染を防止するため、衛生的な容器にふたをして保存していますか	
3	調理後の食品に適切に温度管理（冷却過程の温度管理を含む。）を行い、必要な時刻及び温度が記録されていますか	
4	配送過程があるものは保冷又は保温設備のある運搬車を用いるなどにより、適切な温度管理を行い、必要な時間及び温度等が記録されていますか	
5	調理後の食品は２時間以内に喫食されていますか	

③ 廃棄物の取扱い

	点検項目	点検結果
1	廃棄物容器は、汚臭、汚液がもれないように管理するとともに、作業終了後は速やかに清掃し、衛生上支障のないように保持されていますか	
2	返却された残渣は非汚染作業区域に持ち込まれていませんか	
3	廃棄物は、適宜集積場に搬出し、作業場に放置されていませんか	
4	廃棄物集積場は、廃棄物の搬出後清掃するなど、周囲の環境に悪影響を及ぼさないよう管理されていますか	

〈改善を行った点〉
〈計画的に改善すべき点〉

（例）

食品の加熱加工の記録簿

令和　　年　　月　　日

責任者	衛生管理者

品目名	No.1			No.2（No.1で設定した条件に基づき実施）	
（揚げ物）	①油温	℃		油温	℃
	②調理開始時刻	：		No.3（No.1で設定した条件に基づき実施）	
	③確認時の中心温度	サンプルA	℃	油温	℃
		B	℃	No.4（No.1で設定した条件に基づき実施）	
		C	℃	油温	℃
	④③確認後の加熱時間			No.5（No.1で設定した条件に基づき実施）	
	⑤全加熱処理時間			油温	℃

品目名	No.1			No.2（No.1で設定した条件に基づき実施）	
（焼き物、蒸し物）	①調理開始時刻	：		確認時の中心温度	℃
	②確認時の中心温度	サンプルA	℃	No.3（No.1で設定した条件に基づき実施）	
		B	℃	確認時の中心温度	℃
		C	℃	No.4（No.1で設定した条件に基づき実施）	
	③②確認後の加熱時間			確認時の中心温度	℃
	④全加熱処理時間				

品目名	No.1			No.2		
（煮　物）	①確認時の中心温度	サンプル	℃	①確認時の中心温度	サンプル	℃
	②①確認後の加熱時間			②①確認後の加熱時間		
（炒め物）	①確認時の中心温度	サンプルA	℃	①確認時の中心温度	サンプルA	℃
		B	℃		B	℃
		C	℃		C	℃
	②①確認後の加熱時間			②①確認後の加熱時間		

〈改善を行った点〉

〈計画的に改善すべき点〉

（例）

食品保管時の記録簿

令和　　年　　月　　日

責任者	衛生管理者

① 原材料保管時

品　目　名	搬入時刻	搬入時設備内（室内）温度	品　目　名	搬入時刻	搬入時設備内（室内）温度

② 調理終了後30分以内に提供される食品

品　目　名	調理終了時刻	品　目　名	調理終了時刻

③ 調理終了後30分以上に提供される食品

ア　温かい状態で提供される食品

品　目　名	食缶等への移し替え時刻

イ　加熱後冷却する食品

品　目　名	冷却開始時刻	冷却終了時刻	保冷設備への搬入時刻	保冷設備内温度	保冷設備からの搬出時刻

ウ　その他の食品

品　目　名	保冷設備への搬入時刻	保冷設備内温度	保冷設備からの搬出時刻

〈進言事項〉

（例）

配送点検表

令和　　年　　月　　日

責任者	記録者

	チェックポイント	採点	改善すべき事項
1	配送の際、保冷車を使用していますか		
2	保冷車の冷却装置は稼働していますか		
3	配送車の大きさは適切ですか		
4	配送車の内部は清潔ですか		
5	十分に放冷してから積み込んでいますか		
6	調理後、配送までの時間は適切ですか		
7	配送記録をつけていますか		
8	配送にかかる時間は適切ですか		

※採点　◎：良好　△：まあまあ　×：不良

〈改善事項の進言〉
〈処理状況〉

（例）

配 送 先 記 録 簿

令和　　年　　月　　日

責任者	記録者

出発時刻		→	帰り時刻	

保冷設備への搬入時刻（　　：　　）

保冷設備内温度　　　（　　　　）

配　送　先	配送先所在地	品　目　名	数量	配送時刻
				：
				：
				：
				：
				：
				：
				：
				：

〈進言事項〉

原材料、製品等の保存温度

食品名	保存温度
穀類加工品(小麦粉、デンプン) 砂糖	室温 室温
食肉・鯨肉 細切りした食肉・鯨肉を凍結したものを容器包装に入れたもの 食肉製品 鯨肉製品 冷凍食肉製品 冷凍鯨肉製品	10℃以下 −15℃以下 10℃以下 10℃以下 −15℃以下 −15℃以下
ゆでだこ 冷凍ゆでだこ 生食用かき 生食用冷凍かき 冷凍食品	10℃以下 −15℃以下 10℃以下 −15℃以下 −15℃以下
魚肉ソーセージ、魚肉ハム及び特殊包装かまぼこ 冷凍魚肉ねり製品	10℃以下 −15℃以下
液状油脂 固形油脂 (ラード、マーガリン、ショートニング、カカオ脂)	室温 10℃以下
殻付卵 液卵 凍結卵 乾燥卵	10℃以下 8℃以下 −18℃以下 室温
ナッツ類 チョコレート	15℃以下 15℃以下
生鮮果実・野菜 生鮮魚介類(生食用鮮魚介類を含む。)	10℃前後 5℃以下
乳・濃縮乳 脱脂乳 クリーム	10℃以下
バター チーズ 練乳	15℃以下
清涼飲料水 (食品衛生法の食品、添加物等の規格基準に規定のあるものについては、当該保存基準に従うこと。)	室温

標準作業書

手洗いマニュアル

1．水で手をぬらし石けんをつける。
2．指、腕を洗う。特に、指の間、指先をよく洗う。（30秒程度）
3．石けんをよく洗い流す。（20秒程度）
4．使い捨てペーパータオル等でふく。（タオル等の共用はしないこと。）
5．消毒用のアルコールをかけて手指によくすりこむ。

（①作業開始前及び用便後、②汚染作業区域から非汚染作業区域に移動する場合、③食品に直接触れる作業にあたる直前、④生の食肉類、魚介類、卵殻等微生物の汚染源となるおそれのある食品等に触れた後、他の食品や器具等に触れる場合、⑤配膳の前には、１～３までの手順を２回以上実施する。）

器具等の洗浄・殺菌マニュアル

1．調理機械

① 機械本体・部品を分解する。なお、分解した部品は床にじか置きしないようにする。
② 食品製造用水（40℃程度の微温水が望ましい。）で３回水洗いする。
③ スポンジタワシに中性洗剤または弱アルカリ性洗剤をつけてよく洗浄する。
④ 食品製造用水（40℃程度の微温水が望ましい。）でよく洗剤を洗い流す。
⑤ 部品は80℃で５分間以上の加熱またはこれと同等の効果を有する方法[注1]で殺菌を行う。
⑥ よく乾燥させる。
⑦ 機械本体・部品を組み立てる。
⑧ 作業開始前に70％アルコール噴霧またはこれと同等の効果を有する方法で殺菌を行う。

2．調理台

① 調理台周辺の片づけを行う。
② 食品製造用水（40℃程度の微温水が望ましい。）で３回水洗いする。
③ スポンジタワシに中性洗剤または弱アルカリ性洗剤をつけてよく洗浄する。
④ 食品製造用水（40℃程度の微温水が望ましい。）でよく洗剤を洗い流す。
⑤ よく乾燥させる。
⑥ 70％アルコール噴霧またはこれと同等の効果を有する方法[注1]で殺菌を行う。
⑦ 作業開始前に⑥と同様の方法で殺菌を行う。

3．まな板、包丁、へら等

① 食品製造用水（40℃程度の微温水が望ましい。）で３回水洗いする。
② スポンジタワシに中性洗剤または弱アルカリ性洗剤をつけてよく洗浄する。
③ 食品製造用水（40℃程度の微温水が望ましい。）でよく洗剤を洗い流す。
④ 80℃で５分間以上の加熱またはこれと同等の効果を有する方法[注2]で殺菌を行う。
⑤ よく乾燥させる。

⑥　清潔な保管庫にて保管する。

4．ふきん、タオル等

①　食品製造用水（40℃程度の微温水が望ましい。）で3回水洗いする。

②　中性洗剤または弱アルカリ性洗剤でよく洗浄する。

③　食品製造用水（40℃程度の微温水が望ましい。）でよく洗剤を洗い流す。

④　100℃で5分間以上煮沸殺菌を行う。

⑤　清潔な場所で乾燥、保管する。

注1：塩素系消毒剤（次亜塩素酸ナトリウム、亜塩素酸水、次亜塩素酸水等）やエタノール系消毒剤には、ノロウイルスに対する不活化効果を期待できるものがある。使用する場合、濃度･方法等、製品の指示を守って使用すること。浸漬により使用することが望ましいが、浸漬が困難な場合にあっては、不織布等に十分浸み込ませて清拭すること。

（参考文献）「平成27年度ノロウイルスの不活化条件に関する調査報告書」（http://www.mhlw.go.jp/file/06-Seisakujouhou-11130500-Shokuhinanzenbu/0000125854.pd）

注2：大型のまな板やざる等、十分な洗浄が困難な器具については、亜塩素酸水又は次亜塩素酸ナトリウム等の塩素系消毒剤に浸漬するなどして消毒を行うこと。

原材料等の保管管理マニュアル

1．野菜・果物[注3]

①　衛生害虫、異物混入、腐敗・異臭等がないか点検する。異常品は返品または使用禁止とする。

②　各材料ごとに、50g程度ずつ清潔な容器（ビニール袋等）に密封して入れ、－20℃以下で2週間以上保存する。（検食用）

③　専用の清潔な容器に入れ替えるなどして、10℃前後で保存する（冷凍野菜は－15℃以下）。

④　流水で3回以上水洗いする。

⑤　中性洗剤で洗う。

⑥　流水で十分すすぎ洗いする。

⑦　必要に応じて、次亜塩素酸ナトリウム等[注4]で殺菌[注5]した後、流水で十分すすぎ洗いする。

⑧　水切りする。

⑨　専用のまな板、包丁でカットする。

⑩　清潔な容器に入れる。

⑪　清潔なシートで覆い（容器がふた付きの場合を除く。）、調理まで30分以上を要する場合には、10℃以下で冷蔵保存する。

注3：表面の汚れが除去され、分割・細切されずに皮付きで提供されるみかん等の果物にあっては、③から⑧までを省略して差し支えない。

注4：次亜塩素酸ナトリウム溶液（200mg／lで5分間又は100mg／lで10分間）又はこれと同等の効果を有する亜塩素酸水（きのこ類を除く。）、亜塩素酸ナトリウム溶液（生食用野菜に限る。）、過酢酸製剤、次亜塩素酸水並びに食品添加物として使用できる有機酸溶液。これらを使用する場合、食品衛生法で規定する「食品、添加物等の規格基準」を遵守すること。

注5：高齢者、若齢者及び抵抗力の弱い者を対象とした食事を提供する施設で、加熱せずに供

する場合（表皮を除去する場合を除く。）には、殺菌を行うこと。

2．魚介類、食肉類

① 衛生害虫、異物混入、腐敗・異臭等がないか点検する。異常品は返品または使用禁止とする。

② 各材料ごとに、50ｇ程度ずつ清潔な容器（ビニール袋等）に密封して入れ、－20℃以下で2週間以上保存する。（検食用）

③ 専用の清潔な容器に入れ替えるなどして、食肉類については10℃以下、魚介類については5℃以下で保存する（冷凍で保存するものは－15℃以下）。

④ 必要に応じて、次亜塩素酸ナトリウム等[注6]で殺菌した後、流水で十分すすぎ洗いする。

⑤ 専用のまな板、包丁でカットする。

⑥ 速やかに調理へ移行させる。

注6：次亜塩素酸ナトリウム溶液（200mg／lで5分間又は100mg／lで10分間）又はこれと同等の効果を有する亜塩素酸水、亜塩素酸ナトリウム溶液（魚介類を除く。）、過酢酸製剤（魚介類を除く。）、次亜塩素酸水、次亜臭素酸水（魚介類を除く。）並びに食品添加物として使用できる有機酸溶液。これらを使用する場合、食品衛生法で規定する「食品、添加物等の規格基準」を遵守すること。

加熱調理食品の中心温度及び加熱時間の記録マニュアル

1．揚げ物

① 油温が設定した温度以上になったことを確認する。

② 調理を開始した時間を記録する。

③ 調理の途中で適当な時間を見はからって食品の中心温度を校正された温度計で3点以上測定し、全ての点において75℃以上に達していた場合には、それぞれの中心温度を記録するとともに、その時点からさらに1分以上加熱を続ける（二枚貝等ノロウイルス汚染のおそれのある食品の場合は85～90℃で90秒間以上）。

④ 最終的な加熱処理時間を記録する。

⑤ なお、複数回同一の作業を繰り返す場合には、油温が設定した温度以上であることを確認・記録し、①～④で設定した条件に基づき、加熱処理を行う。油温が設定した温度以上に達していない場合には、油温を上昇させるため必要な措置を講ずる。

2．焼き物及び蒸し物

① 調理を開始した時間を記録する。

② 調理の途中で適当な時間を見はからって食品の中心温度を校正された温度計で3点以上測定し、全ての点において75℃以上に達していた場合には、それぞれの中心温度を記録するとともに、その時点からさらに1分以上加熱を続ける（二枚貝等ノロウイルス汚染のおそれのある食品の場合は85～90℃で90秒間以上）。

③ 最終的な加熱処理時間を記録する。

④ なお、複数回同一の作業を繰り返す場合には、①～③で設定した条件に基づき、加熱処理を行う。この場合、中心温度の測定は、最も熱が通りにくいと考えられる場所の1点のみでもよい。

3．煮物及び炒め物

調理の順序は食肉類の加熱を優先すること。食肉類、魚介類、野菜類の冷凍品を使用する場合には、十分解凍してから調理を行うこと。

① 調理の途中で適当な時間を見はからって、最も熱が通りにくい具材を選び、食品の中心温度を校正された温度計で３点以上（煮物の場合は１点以上）測定し、全ての点において75℃以上に達していた場合には、それぞれの中心温度を記録するとともに、その時点からさらに１分以上加熱を続ける（二枚貝等ノロウイルス汚染のおそれのある食品の場合は85～90℃で90秒間以上）。

なお、中心温度を測定できるような具材がない場合には、調理釜の中心付近の温度を３点以上（煮物の場合は１点以上）測定する。

② 複数回同一の作業を繰り返す場合にも、同様に点検・記録を行う。

調理後の食品の温度管理に係る記録のとり方について

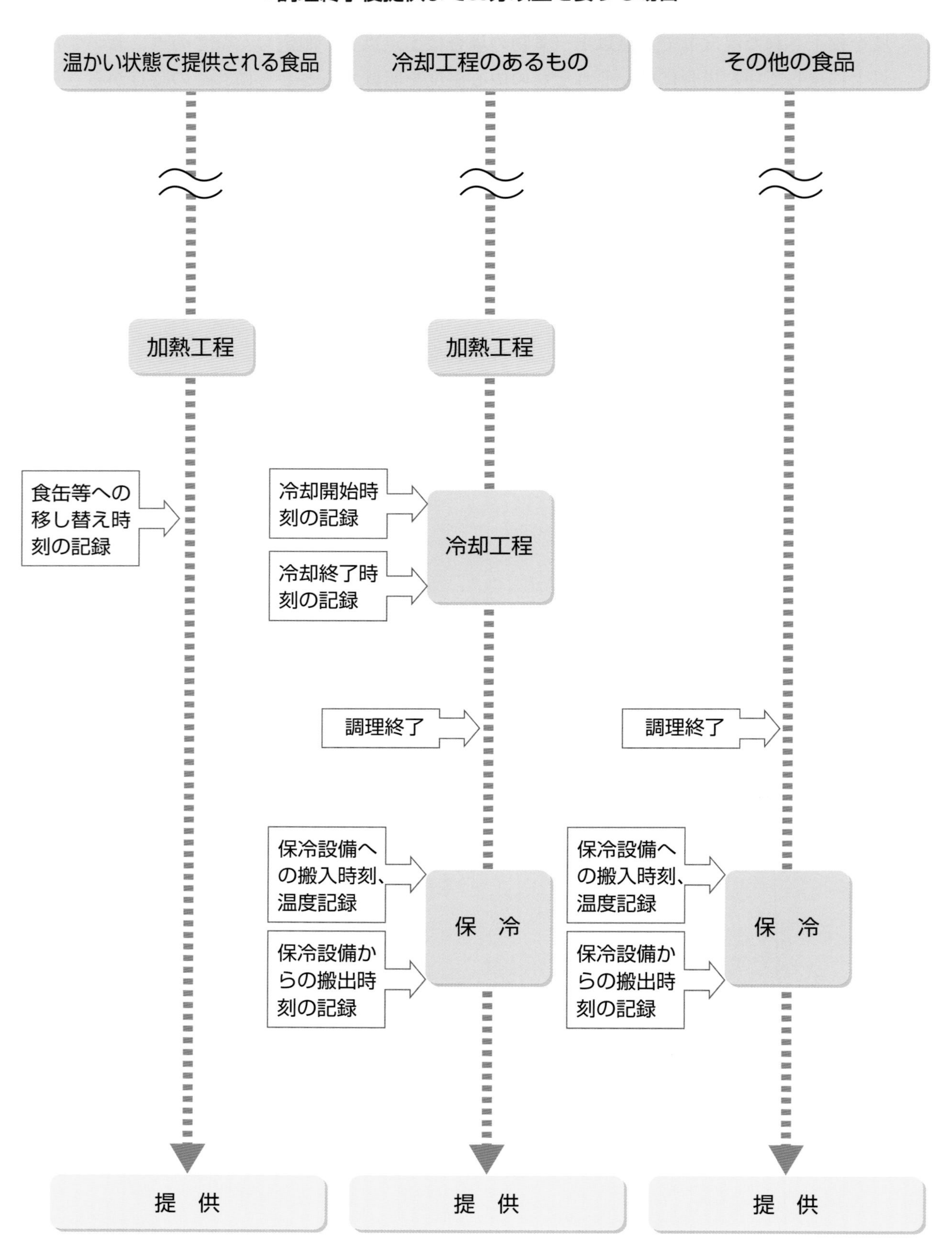

参考　学校給食衛生管理基準

＊「学校給食衛生管理基準」（平成21年３月31日 文部科学省告示第64号）および「学校給食衛生管理基準の施行について」（平成21年４月１日 21文科ス第6010号）にて構成

第１　総則

1　学校給食を実施する都道府県教育委員会及び市区町村教育委員会（以下「教育委員会」という。）、附属学校を設置する国立大学法人及び私立学校の設置者（以下「教育委員会等」という。）は、自らの責任において、必要に応じて、保健所の協力、助言及び援助（食品衛生法（昭和22年法律第233号）に定める食品衛生監視員による監視指導を含む。）を受けつつ、HACCP（コーデックス委員会（国連食糧農業機関／世界保健機関合同食品規格委員会）総会において採択された「危害分析・重要管理点方式とその適用に関するガイドライン」に規定されたHACCP（Hazard Analysis and Critical Control Point：危害分析・重要管理点）をいう。）の考え方に基づき単独調理場、共同調理場（調理等の委託を行う場合を含む。以下「学校給食調理場」という。）並びに共同調理場の受配校の施設及び設備、食品の取扱い、調理作業、衛生管理体制等について実態把握に努め、衛生管理上の問題がある場合には、学校医又は学校薬剤師の協力を得て速やかに改善措置を図ること。

第２　学校給食施設及び設備の整備及び管理に係る衛生管理基準

1　学校給食施設及び設備の整備及び管理に係る衛生管理基準は、次の各号に掲げる項目ごとに、次のとおりとする。

⑴　学校給食施設

①　共通事項

一　学校給食施設は、衛生的な場所に設置し、食数に適した広さとすること。また、随時施設の点検を行い、その実態の把握に努めるとともに、施設の新増築、改築、修理その他の必要な措置を講じること。

二　学校給食施設は、別添の「学校給食施設の区分」（➲96頁）に従い区分することとし、調理場（学校給食調理員が調理又は休憩等を行う場所であって、別添中区分の欄に示す「調理場」をいう。以下同じ。）は、二次汚染防止の観点から、汚染作業区域、非汚染作業区域及びその他の区域（それぞれ別添中区分の欄に示す「汚染作業区域」、「非汚染作業区域」及び「その他の区域（事務室等を除く。）」をいう。以下同じ。）に部屋単位で区分すること。ただし、洗浄室は、使用状況に応じて汚染作業区域又は非汚染作業区域に区分することが適当であることから、別途区分すること。また、検収、保管、下処理、調理及び配膳の各作業区域並びに更衣休憩にあてる区域及び前室に区分するよう努めること。

三　ドライシステムを導入するよう努めること。また、ドライシステムを導入していない調理場においてもドライ運用を図ること。

四　作業区域（別添中区分の欄に示す「作業区域」をいう。以下同じ。）の外部に開放される箇所にはエアカーテンを備えるよう努めること。

五　学校給食施設は、設計段階において保健所及び学校薬剤師等の助言を受けるとともに、栄養教諭又は学校栄養職員（以下「栄養教諭等」という。）その他の関係者の意見を取り入れ整備すること。

②　作業区域内の施設

一　食品を取り扱う場所（作業区域のうち洗浄室を除く部分をいう。以下同じ。）は、内部の温度及び湿度管理が適切に行える空調等を備えた構造とするよう努めること。

二　食品の保管室は、専用であること。また、衛生面に配慮した構造とし、食品の搬入及び搬出に当たって、調理室を経由しない構造及び配置とすること。

三　外部からの汚染を受けないような構造の検収室を設けること。

四　排水溝は、詰まり又は逆流がおきにくく、かつ排水が飛散しない構造及び配置とすること。

五　釜周りの排水が床面に流れない構造とすること。

六　配膳室は、外部からの異物の混入を防ぐため、廊下等と明確に区分すること。また、その出入口には、原則として施錠設備を設けること。

③　その他の区域の施設

一　廃棄物（調理場内で生じた廃棄物及び返却された残菜をいう。以下同じ。）の保管場所は、調理場外の適切な場所に設けること。

二　学校給食従事者専用の便所は、食品を取り扱う場所及び洗浄室から直接出入りできない構造とすること。また、食品を取り扱う場所及び洗浄室から３m以上離れた場所に設けるよう努めること。さらに、便所の個室の前に調理衣を着脱できる場所を設けるよう努めること。

⑵　学校給食設備

①　共通事項

一　機械及び機器については、可動式にするなど、調理過程に合った作業動線となるよう配慮した配置であること。

二　全ての移動性の器具及び容器は、衛生的に保管するため、外部から汚染されない構造の保管設備を設けること。

三　給水給湯設備は、必要な数を使用に便利な位置に設置し、給水栓は、直接手指を触れることのないよう、肘等で操作できるレバー式等であること。

四　共同調理場においては、調理した食品を調理後２時間以内に給食できるようにするための配送車を必要台数確保すること。

②　調理用の機械、機器、器具及び容器

一　食肉類、魚介類、卵、野菜類、果実類等食品の種類ごとに、それぞれ専用に調理用の器具及び容器を備えること。また、それぞれの調理用の器具及び容器は、下処理用、調理用、加熱調理済食品用等調理の過程ごとに区別すること。

二　調理用の機械、機器、器具及び容器は、洗浄及び消毒ができる材質、構造であり、衛生的に保管できるものであること。また、食数に適した大きさと数量を備えること。

三　献立及び調理内容に応じて、調理作業の合理化により衛生管理を充実するため、焼き物機、揚げ物機、真空冷却機、中心温度管理機能付き調理機等の調理用の機械及び機器を備えるよう努めること。

③　シンク

一　シンクは、食数に応じてゆとりのある大きさ、深さであること。また、下処理室における加熱調理用食品、非加熱調理用食品及び器具の洗浄に用いるシンクは別々に設置するとともに、三槽式構造とすること。さらに、調理室においては、食品用及び器具等の洗浄用のシンクを共用しないこと。あわせて、その他の用途用のシンクについても相互汚染しないよう努めること。

④　冷蔵及び冷凍設備

一　冷蔵及び冷凍設備は、食数に応じた広さがあるものを原材料用及び調理用等に整備し、共用を避けること。

⑤　温度計及び湿度計

一　調理場内の適切な温度及び湿度の管理のために、適切な場所に正確な温度計及び湿度計を備えること。また、冷蔵庫・冷凍庫の内部及び食器消毒庫その他のために、適切な場所に正確な温度計を備えること。

⑥　廃棄物容器等

一　ふた付きの廃棄物専用の容器を廃棄物の保管場所に備えること。

二　調理場には、ふた付きの残菜入れを備えること。

⑦　学校給食従事者専用手洗い設備等

一　学校給食従事者の専用手洗い設備は、前室、便所の個室に設置するとともに、作業区分ごとに使用しやすい位置に設置すること。

二　肘まで洗える大きさの洗面台を設置するとともに、給水栓は、直接手指を触れることのないよう、肘等で操作できるレバー式、足踏み式又は自動式等の温水に対応した方式であること。

三　学校食堂等に、児童生徒等の手洗い設備を設けること。

⑶　学校給食施設及び設備の衛生管理

一　学校給食施設及び設備は、清潔で衛生的であること。

二　冷蔵庫、冷凍庫及び食品の保管室は、整理整頓すること。また、調理室には、調理作業に不必要な物品等を置かないこと。

三　調理場は、換気を行い、温度は25℃以下、湿度は80％以下に保つよう努めること。また、調理室及び食品の保管室の温度及び湿度並びに冷蔵庫及び冷凍庫内部の温度を適切に保ち、これらの温度及び湿度は毎日記録すること。

四　調理場内の温度計及び湿度計は、定期的に検査を行うこと。

五　調理場の給水、排水、採光、換気等の状態を適正に保つこと。また、夏期の直射日光を避ける設備を整備すること。

六　学校給食施設及び設備は、ねずみ及びはえ、ごきぶり等衛生害虫の侵入及び発生を防止するため、侵入防止措置を講じること。また、ねずみ及び衛生害虫の発生状況を１か月に１回以上点検し、発生を確認したときには、その都度駆除をすることとし、必要な場合には、補修、整理整頓、清掃、清拭、消毒等を行い、その結果を記録すること。なお、殺そ剤又は殺虫剤を使用する場合は、食品を汚染しないようその取扱いに十分注意すること。さらに、学校給食従事者専用の便所については、特に衛生害虫に注意すること。

七　学校給食従事者専用の便所には、専用の履物を備えること。また、定期的に清掃及び消毒を行うこと。

八　学校給食従事者専用の手洗い設備は、衛生的に管理するとともに、石けん液、消毒用アルコール及びペーパータオル等衛生器具を常備すること。また、布タオルの使用は避けること。さらに、前室の手洗い設備には個人用爪ブラシを常備すること。

九　食器具、容器及び調理用の器具は、使用後、でん粉及び脂肪等が残留しないよう、確実に洗浄するとともに、損傷がないように確認し、熱風保管庫等により適切に保管すること。また、フードカッター、野菜切り機等調理用の機械及び機器は、使用後に分解して洗浄及び消毒した後、乾燥させること。さらに、下処理室及び調理室内における機械、容器等の使用後の洗浄及び消毒は、全ての食品が下処理室及び調理室から搬出された後に行うよう努めること。

十　天井の水滴を防ぐとともに、かびの発生の防止に努めること。

十一　床は破損箇所がないよう管理すること。

十二　清掃用具は、整理整頓し、所定の場所に保管すること。また、汚染作業区域と非汚染作業区域の共用を避けること。

2　学校薬剤師等の協力を得て⑴の各号に掲げる事項について、毎学年１回定期に、⑵及び⑶の各号に掲げる事項については、毎学年３回定期に、検査を行い、その実施記録を保管すること。

第３　調理の過程等における衛生管理に係る衛生管理基準

1　調理の過程等における衛生管理に係る衛生管理基準は、次の各号に掲げる項目ごとに、次のとおりとする。

⑴　献立作成

一　献立作成は、学校給食施設及び設備並びに人員等の能力に応じたものとするとともに、衛生的な作業工程及び作業動線となるよう配慮すること。

二　高温多湿の時期は、なまもの、和えもの等については、細菌の増殖等が起こらないように配慮すること。

三　保健所等から情報を収集し、地域における感染症、食中毒の発生状況に配慮すること。

四　献立作成委員会を設ける等により、栄養教諭等、保護者その他の関係者の意見を尊重すること。

五　統一献立（複数の学校で共通して使用する献立をいう。）を作成するに当たっては、食品の品質管理又は確実な検収を行う上で支障を来すことがないよう、一定の地域別又は学校種別等の単位に分けること等により適正な規模での作成に努めること。

⑵　学校給食用食品の購入

①　共通事項

一　学校給食用食品（以下「食品」という。）の購入に当たっては、食品選定のための委員会等を設ける等により、栄養教諭等、保護者その他の関係者の意見を尊重すること。また、必要に応じて衛生管理に関する専門家の助言及び協力を受けられるような仕組みを整えること。

二　食品の製造を委託する場合には、衛生上信用のおける製造業者を選定すること。また、製造業者の有する設備、人員等から見た能力に応じた委託とすることとし、委託者において、随時点検を行い、記録を残し、事故発生の防止に努めること。

②　食品納入業者

一　保健所等の協力を得て、施設の衛生面及び食品の取扱いが良好で衛生上信用のおける食品納入業者を選定すること。

二　食品納入業者又は納入業者の団体等との間に連絡会を設け、学校給食の意義、役割及び衛生管理の在り方について定期的な意見交換を行う等により、食品納入業者の衛生管理の啓発に努めること。

三　売買契約に当たって、衛生管理に関する事項を取り決める等により、業者の検便、衛生環境の整備等について、食品納入業者に自主的な取組を促すこと。

四　必要に応じて、食品納入業者の衛生管理の状況を確認すること。

五　原材料及び加工食品について、製造業者若しくは食品納入業者等が定期的に実施する微生物及び理化学検査の結果、又は生産履歴等を提出させること。また、検査等の結果については、保健所等への相談等により、原材料として不適と判断した場合には、食品納入業者の変更等適切な措置を講じること。さらに、検査結果を保管すること。

③　食品の選定

一　食品は、過度に加工したものは避け、鮮度の良い衛生的なものを選定するよう配慮すること。また、有害なもの又はその疑いのあるものは避けること。

二　有害若しくは不必要な着色料、保存料、漂白剤、発色剤その他の食品添加物が添加された食品、又は内容表示、消費期限及び賞味期限並びに製造業者、販売業者等の名称及び所在地、使用原材料及び保存方法が明らかでない食品については使用しないこと。また、可能な限り、使用原材料の原産国についての記述がある食品を選定すること。

三　保健所等から情報提供を受け、地域における感染症、食中毒の発生状況に応じて、食品の購入を考慮すること。

⑶　食品の検収・保管等

一　検収は、あらかじめ定めた検収責任者が、食品の納入に立会し、品名、数量、納品時間、納入業者名、製造業者名及び所在地、生産地、品質、鮮度、箱、袋の汚れ、破れその他の包装容器等の状況、異物混入及び異臭の有無、消費期限又は賞味期限、製造年月日、品温（納入業者が運搬の際、適切な温度管理を行っていたかどうかを含む。）、年月日表示、ロット（一の製造期間内に一連の製造工程により均質性を有するように製造された製品の一群をいう。以下同じ。）番号その他のロットに関する情報について、毎日、点検を行い、記録すること。また、納入業者から直接納入する食品の検収は、共同調理場及び受配校において適切に分担し実施するとともに、その結果を記録すること。

二　検収のために必要な場合には、検収責任者の勤務時間を納入時間に合わせて割り振ること。

三　食肉類、魚介類等生鮮食品は、原則として、当日搬入するとともに、一回で使い切る量を購入すること。また、当日搬入できない場合には、冷蔵庫等で適切に温度管理するなど衛生管理に留意すること。

四　納入業者から食品を納入させるに当たっては、検収室において食品の受け渡しを行い、下処理室及び調理室に立ち入らせないこと。

五　食品は、検収室において、専用の容器に移し替え、下処理室及び食品の保管室にダンボール等を持ち込まないこと。また、検収室内に食品が直接床面に接触しないよう床面から60cm以上の高さの置台を設けること。

六　食品を保管する必要がある場合には、食肉類、魚介類、野菜類等食品の分類ごとに区分して専用の容器で保管する等により、原材料の相互汚染を防ぎ、衛生的な管理を行うこと。また、別紙「学校給食用食品の原材料、製品等の保存基準」（➲97頁）に従い、棚又は冷蔵冷凍設備に保管すること。

七　牛乳については、専用の保冷庫等により適切な温度管理を行い、新鮮かつ良好なものが飲用に供されるよう品質の保持に努めること。

八　泥つきの根菜類等の処理は、検収室で行い、下処理室を清潔に保つこと。

⑷　調理過程

①　共通事項

一　給食の食品は、原則として、前日調理を行わず、全てその日に学校給食調理場で調理し、生で食用する野菜類、果実類等を除き、加熱処理したものを給食すること。また、加熱処理する食品については、中心部温度計を用いるなどにより、中心部が75℃で１分間以上（二枚貝等ノロウイルス汚染のおそれのある食品の場合は85℃で1分間以上）又はこれと同等以上の温度まで加熱されていることを確認し、その温度と時間を記録すること。さらに、中心温度計については、定期的に検査を行い、正確な機器を使用すること。

二　野菜類の使用については、二次汚染防止の観点から、原則として加熱調理すること。また、教育委員会等において、生野菜の使用に当たっては、食中毒の発生状況、施設及び設備の状況、調理過程における二次汚染防止のための措置、学校給食調理員の研修の実施、管理運営体制の整備等の衛生管理体制の実態、並びに生野菜の食生活に果たす役割等を踏まえ、安全性を確認しつつ、加熱調理の有無を判断すること。さらに、生野菜の使用に当たっては、流水で十分洗浄し、必要に応じて、消毒するとともに、消毒剤が完全に洗い落とされるまで流水で水洗いすること。

三　和えもの、サラダ等の料理の混ぜ合わせ、料理の配食及び盛りつけに際しては、清潔な場所で、清潔な器具を使用し、料理に直接手を触れないよう調理すること。

四　和えもの、サラダ等については、各食品を調理後速やかに冷却機等で冷却を行った上で、冷却後の二次汚染に注意し、冷蔵庫等で保管するなど適切な温度管理を行うこと。また、やむを得ず水で冷却する場合は、直前に使用水の遊離残留塩素が0.1mg／L以上であることを確認し、確認した数値及び時間を記録すること。さらに、和える時間を配食の直前にするなど給食までの時間の短縮を図り、調理終了時に温度及び時間を記録すること。

五　マヨネーズは、つくらないこと。

六　缶詰は、缶の状態、内壁塗装の状態等を注意すること。

② 使用水の安全確保

一　使用水は、学校環境衛生基準（平成21年文部科学省告示第60号）に定める基準を満たす飲料水を使用すること。また、毎日、調理開始前に十分流水した後及び調理終了後に遊離残留塩素が0.1mg／L以上であること並びに外観、臭気、味等について水質検査を実施し、その結果を記録すること。

二　使用水について使用に不適な場合は、給食を中止し速やかに改善措置を講じること。また、再検査の結果使用した場合は、使用した水1Lを保存食用の冷凍庫に－20℃以下で2週間以上保存すること。

三　貯水槽を設けている場合は、専門の業者に委託する等により、年1回以上清掃すること。また、清掃した証明書等の記録は1年間保管すること。

③ 二次汚染の防止

一　献立ごとに調理作業の手順、時間及び担当者を示した調理作業工程表並びに食品の動線を示した作業動線図を作成すること。また、調理作業工程表及び作業動線図を作業前に確認し、作業に当たること。

二　調理場における食品及び調理用の器具及び容器は、床面から60cm以上の高さの置台の上に置くこと。

三　食肉、魚介類及び卵は、専用の容器、調理用の機器及び器具を使用し、他の食品への二次汚染を防止すること。

四　調理作業中の食品並びに調理用の機械、機器、器具及び容器の汚染の防止の徹底を図ること。また、包丁及びまな板類については食品別及び処理別の使い分けの徹底を図ること。

五　下処理後の加熱を行わない食品及び加熱調理後冷却する必要のある食品の保管には、原材料用冷蔵庫は使用しないこと。

六　加熱調理した食品を一時保存する場合又は調理終了後の食品については、衛生的な容器にふたをして保存するなど、衛生的な取扱いを行い、他からの二次汚染を防止すること。

七　調理終了後の食品は、素手でさわらないこと。

八　調理作業時には、ふきんは使用しないこと。

九　エプロン、履物等は、色分けする等により明確に作業区分ごとに使い分けること。また、保管の際は、作業区分ごとに洗浄及び消毒し、翌日までに乾燥させ、区分して保管するなど、衛生管理に配慮すること。

④ 食品の適切な温度管理等

一　調理作業時においては、調理室内の温度及び湿度を確認し、その記録を行うこと。また、換気を行うこと。

二　原材料の適切な温度管理を行い、鮮度を保つこと。また、冷蔵保管及び冷凍保管する必要のある食品は常温放置しないこと。

三　加熱調理後冷却する必要のある食品については、冷却機等を用いて温度を下げ、調理用冷蔵庫で保管し、食中毒菌等の発育至適温度帯の時間を可能な限り短くすること。また、加熱終了時、冷却開始時及び冷却終了時の温度及び時間を記録すること。

四　配送及び配食に当たっては、必要に応じて保温食缶及び保冷食缶若しくは蓄冷材等を使用し、温度管理を行うこと。

五　調理後の食品は、適切な温度管理を行い、調理後2時間以内に給食できるよう努めること。また、配食の時間を毎日記録すること。さらに、共同調理場においては、調理場搬出時及び受配校搬入時の時間を毎日記録するとともに、温度を定期的に記録すること。

六　加熱調理食品にトッピングする非加熱調理食品は、衛生的に保管し、トッピングする時期は給食までの時間が極力短くなるようにすること。

⑤　廃棄物処理

一　廃棄物は、分別し、衛生的に処理すること。

二　廃棄物は、汚臭、汚液がもれないように管理すること。また、廃棄物のための容器は、作業終了後速やかに清掃し、衛生上支障がないように保持すること。

三　返却された残菜は、非汚染作業区域に持ち込まないこと。

四　廃棄物は、作業区域内に放置しないこと。

五　廃棄物の保管場所は、廃棄物の搬出後清掃するなど、環境に悪影響を及ぼさないよう管理すること。

⑸　配送及び配食

①　配送

一　共同調理場においては、容器、運搬車の設備の整備に努め、運搬途中の塵埃等による調理済食品等の汚染を防止すること。また、調理済食品等が給食されるまでの温度の管理及び時間の短縮に努めること。

②　配食等

一　配膳室の衛生管理に努めること。

二　食品を運搬する場合は、容器にふたをすること。

三　パンの容器、牛乳等の瓶その他の容器等の汚染に注意すること。

四　はし等を児童生徒の家庭から持参させる場合は、不衛生にならないよう指導すること。

五　給食当番等配食を行う児童生徒及び教職員については、毎日、下痢、発熱、腹痛等の有無その他の健康状態及び衛生的な服装であることを確認すること。また、配食前、用便後の手洗いを励行させ、清潔な手指で食器及び食品を扱うようにすること。

六　教職員は、児童生徒の嘔吐物のため汚れた食器具の消毒を行うなど衛生的に処理し、調理室に返却するに当たっては、その旨を明示し、その食器具を返却すること。また、嘔吐物は、調理室には返却しないこと。

⑹　検食及び保存食等

①　検食

一　検食は、学校給食調理場及び共同調理場の受配校において、あらかじめ責任者を定めて児童生徒の摂食開始時間の30分前までに行うこと。また、異常があった場合には、給食を中止するとともに、共同調理場の受配校においては、速やかに共同調理場に連絡すること。

二　検食に当たっては、食品の中に人体に有害と思われる異物の混入がないか、調理過程において加熱及び冷却処理が適切に行われているか、食品の異味、異臭その他の異常がないか、一食分としてそれぞれの食品の量が適当か、味付け、香り、色彩並びに形態等が適切か、及び、児童生徒の嗜好との関連はどのように配慮されているか確認すること。

三　検食を行った時間、検食者の意見等検食の結果を記録すること。

②　保存食

一　保存食は、毎日、原材料、加工食品及び調理済食品を食品ごとに50g程度ずつビニール袋等清潔な容器に密封して入れ、専用冷凍庫に－20℃以下で2週間以上保存すること。また、納入された食品の製造年月日若しくはロットが違う場合又は複数の釜で調理した場合は、それぞれ保存すること。

二　原材料は、洗浄、消毒等を行わず、購入した状態で保存すること。ただし、卵については、全て割卵し、混合したものから50g程度採取し保存すること。

三　保存食については、原材料、加工食品及び調理済食品が全て保管されているか並びに廃棄した日時を記録すること。

四　共同調理場の受配校に直接搬入される食品についても共同調理場で保存すること。また、複数の業者から搬入される食品については、各業者ごとに保存すること。

五　児童生徒の栄養指導及び盛りつけの目安とする展示食を保存食と兼用しないこと。

③　残食及び残品

一　パン等残食の児童生徒の持ち帰りは、衛生上の見地から、禁止することが望ましい。

二　パン、牛乳、おかず等の残品は、全てその日のうちに処分し、翌日に繰り越して使用しないこと。

2　学校薬剤師等の協力を得て1の各号に掲げる事項について、毎学年1回（⑶、⑷②及び⑹①、②にあっては毎学年3回）、定期に検査を行い、その実施記録を保管すること。

第4　衛生管理体制に係る衛生管理基準

1　衛生管理体制に係る衛生管理基準は、次の各号に掲げる項目ごとに、次のとおりとする。

⑴　衛生管理体制

一　学校給食調理場においては、栄養教諭等を衛生管理責任者として定めること。ただし、栄養教諭等が現にいない場合は、調理師資格を有する学校給食調理員等を衛生管理責任者として定めること。

二　衛生管理責任者は、施設及び設備の衛生、食品の衛生及び学校給食調理員の衛生の日常管理等に当たること。また、調理過程における下処理、調理、配送等の作業工程を分析し、各工程において清潔かつ迅速に加熱及び冷却調理が適切に行われているかを確認し、その結果を記録すること。

三　校長又は共同調理場の長（以下「校長等」という。）は、学校給食の衛生管理について注意を払い、学校給食関係者に対し、衛生管理の徹底を図るよう注意を促し、学校給食の安全な実施に配慮すること。

四　校長等は、学校保健委員会等を活用するなどにより、栄養教諭等、保健主事、養護教諭等の教職員、学校医、学校歯科医、学校薬剤師、保健所長等の専門家及び保護者が連携した学校給食の衛生管理を徹底するための体制を整備し、その適切な運用を図ること。

五　校長等は、食品の検収等の日常点検の結果、異常の発生が認められる場合、食品の返品、献立の一部又は全部の削除、調理済食品の回収等必要な措置を講じること。

六　校長等は、施設及び設備等の日常点検の結果、改善が必要と認められる場合、必要な応急措置を講じること。また、改善に時間を要する場合、計画的な改善を行うこと。

七　校長等は、栄養教諭等の指導及び助言が円滑に実施されるよう、関係職員の意思疎通等に配慮すること。

八　教育委員会等は、栄養教諭等の衛生管理に関する専門性の向上を図るため、新規採用時及び経験年数に応じた研修その他の研修の機会が確保されるよう努めること。

九　教育委員会等は、学校給食調理員を対象とした研修の機会が確保されるよう努めること。また、非常勤職員等も含め可能な限り全員が等しく研修を受講できるよう配慮すること。

十　教育委員会等は、設置する学校について、計画を立て、登録検査機関（食品衛生法（昭和22年法律第233号）第4条第9項に規定する「登録検査機関」をいう。）等に委託するなどにより、定期的に原材料及び加工食品について、微生物検査、理化学検査を行うこと。

十一　調理に直接関係のない者を調理室に入れないこと。調理及び点検に従事しない者が、やむを得ず、調理室内に立ち入る場合には、食品及び器具等には触らせず、⑶三に規定する学校給食従事者の健康状態等を点検し、その状態を記録すること。また、専用の清潔な調理衣、マスク、帽子及び履物を着用させること。さらに、調理作業後の調理室等は施錠するなど適切な管理を行うこと。

⑵　学校給食従事者の衛生管理

一　学校給食従事者は、身体、衣服を清潔に保つこと。

二　調理及び配食に当たっては、せき、くしゃみ、髪の毛等が食器、食品等につかないよう専用で清潔な調理衣、エプロン、マスク、帽子、履物等を着用すること。

三　作業区域用の調理衣等及び履物を着用したまま便所に入らないこと。

四　作業開始前、用便後、汚染作業区域から非汚染作業区域に移動する前、食品に直接触れる作業の開始直前及び生の食肉類、魚介類、卵、調理前の野菜類等に触れ、他の食品及び器具等に触れる前に、手指の洗浄及び消毒を行うこと。

⑶　学校給食従事者の健康管理

一　学校給食従事者については、日常的な健康状態の点検を行うとともに、年１回健康診断を行うこと。また、当該健康診断を含め年３回定期に健康状態を把握することが望ましい。

二　検便は、赤痢菌、サルモネラ属菌、腸管出血性大腸菌血清型Ｏ157その他必要な細菌等について、毎月２回以上実施すること。

三　学校給食従事者の下痢、発熱、腹痛、嘔吐、化膿性疾患及び手指等の外傷等の有無等健康状態を、毎日、個人ごとに把握するとともに、本人若しくは同居人に、感染症予防及び感染症の患者に対する医療に関する法律（平成10年法律第114号。以下「感染症予防法」という。）に規定する感染症又はその疑いがあるかどうか毎日点検し、これらを記録すること。また、下痢、発熱、腹痛、嘔吐をしており、感染症予防法に規定する感染症又はその疑いがある場合には、医療機関に受診させ感染性疾患の有無を確認し、その指示を励行させること。さらに、化膿性疾患が手指にある場合には、調理作業への従事を禁止すること。

四　ノロウイルスを原因とする感染性疾患による症状と診断された学校給食従事者は、高感度の検便検査においてノロウイルスを保有していないことが確認されるまでの間、食品に直接触れる調理作業を控えさせるなど適切な処置をとること。また、ノロウイルスにより発症した学校給食従事者と一緒に食事を喫食する、又は、ノロウイルスによる発症者が家族にいるなど、同一の感染機会があった可能性がある調理従事者について速やかに高感度の検便検査を実施し、検査の結果ノロウイルスを保有していないことが確認されるまでの間、調理に直接従事することを控えさせる等の手段を講じるよう努めること。

⑷　食中毒の集団発生の際の措置

一　教育委員会等、学校医、保健所等に連絡するとともに、患者の措置に万全を期すこと。また、二次感染の防止に努めること。

二　学校医及び保健所等と相談の上、医療機関を受診させるとともに、給食の停止、当該児童生徒の出席停止及び必要に応じて臨時休業、消毒その他の事後措置の計画を立て、これに基づいて食中毒の拡大防止の措置を講じること。

三　校長の指導のもと養護教諭等が児童生徒の症状の把握に努める等関係職員の役割を明確にし、校内組織等に基づいて学校内外の取組体制を整備すること。

四　保護者に対しては、できるだけ速やかに患者の集団発生の状況を周知させ、協力を求めること。その際、プライバシー等人権の侵害がないよう配慮すること。

五　食中毒の発生原因については、保健所等に協力し、速やかに明らかとなるように努め、その原因の除去、予防に努めること。

2　１の⑴に掲げる事項については、毎学年１回、⑵及び⑶に掲げる事項については、毎学年３回定期に検査を行い、その実施記録を保管すること。

第５　日常及び臨時の衛生検査

1　学校給食衛生管理の維持改善を図るため、次に掲げる項目について、毎日点検を行うものとする。

⑴　学校給食の施設及び設備は、清潔で衛生的であること。また、調理室及び食品の保管室の温度及び湿度、冷蔵庫及び冷凍庫内部の温度を適切に保ち、これらの温度及び湿度が記録されていること。

⑵　食器具、容器及び調理用器具は、使用後、でん粉及び脂肪等が残留しないよう、確実に洗浄するとともに、損傷がないように確認し、熱風保管庫等により適切に保管されていること。また、フードカッター、ミキサー等調理用の機械及び機器は、使用後に分解して洗浄及び消毒した後、乾燥されていること。

⑶　使用水に関しては、調理開始前に十分流水した後及び調理終了後に遊離残留塩素が0.1mg／L以上であること並びに外観、臭気、味等について水質検査が実施され、記録されていること。

⑷　調理室には、調理作業に不必要な物品等を置いていないこと。

⑸　食品については、品質、鮮度、箱、袋の汚れ、破れその他の包装容器等の状況、異物混入及び異臭の有無、消費期限、賞味期限の異常の有無等を点検するための検収が適切に行われている

こと。また、それらが記録されていること。

⑹ 食品等は、清潔な場所に食品の分類ごとに区分され衛生的な状態で保管されていること。

⑺ 下処理、調理、配食は、作業区分ごとに衛生的に行われていること。

⑻ 生食する野菜類及び果実類等は流水で十分洗浄されていること。また、必要に応じて消毒されていること。

⑼ 加熱、冷却が適切に行われていること。また、加熱すべき食品は加熱されていること。さらに、その温度と時間が記録されていること。

⑽ 調理に伴う廃棄物は、分別し、衛生的に処理されていること。

⑾ 給食当番等配食を行う児童生徒及び教職員の健康状態は良好であり、服装は衛生的であること。

⑿ 調理終了後速やかに給食されるよう配送及び配食され、その時刻が記録されていること。さらに、給食前に責任者を定めて検食が行われていること。

⒀ 保存食は、適切な方法で、２週間以上保存され、かつ記録されていること。

⒁ 学校給食従事者の服装及び身体が清潔であること。また、作業開始前、用便後、汚染作業区域から非汚染作業区域に移動する前、食品に直接触れる作業の開始直前及び生の食肉類、魚介類、卵、調理前の野菜類等に触れ、他の食品及び器具等に触れる前に、手指の洗浄及び消毒が行われていること。

⒂ 学校給食従事者の下痢、発熱、腹痛、嘔吐、化膿性疾患及び手指等の外傷等の有無等健康状態を、毎日、個人ごとに把握するとともに、本人若しくは同居人に感染症予防法に規定する感染症又は、その疑いがあるかどうか毎日点検し、これらが記録されていること。また、下痢、発熱、腹痛、嘔吐をしており、感染症予防法に規定する感染症又はその疑いがある場合には、医療機関に受診させ感染性疾患の有無を確認し、その指示が励行されていること。さらに、化膿性疾患が手指にある場合には、調理作業への従事が禁止されていること。

2　学校給食衛生管理の維持改善を図るため、次のような場合、必要があるときは臨時衛生検査を行うものとする。

① 感染症・食中毒の発生のおそれがあり、また、発生したとき。

② 風水害等により環境が不潔になり、又は汚染され、感染症の発生のおそれがあるとき。

③ その他必要なとき。

また、臨時衛生検査は、その目的に即して必要な検査項目を設定し、その検査項目の実施に当たっては、定期的に行う衛生検査に準じて行うこと。

第６　雑則

1　本基準に基づく記録は、１年間保存すること。

2　クックチル方式により学校給食を提供する場合には、教育委員会等の責任において、クックチル専用の施設設備の整備、二次汚染防止のための措置、学校給食従事者の研修の実施、衛生管理体制の整備等衛生管理のための必要な措置を講じたうえで実施すること。

別添

学校給食施設の区分

<table>
<tr><th colspan="4">区　分</th><th>内　容</th></tr>
<tr><td rowspan="6">学校給食施設</td><td rowspan="5">調理場</td><td rowspan="4">作業区域</td><td rowspan="2">汚染作業区域</td><td>検　　収　　室－原材料の鮮度等の確認及び根菜類等の処理を行う場所
食品の保管室－食品の保管場所
下　処　理　室－食品の選別、剥皮、洗浄等を行う場所
返却された食器・食缶等の搬入場</td></tr>
<tr><td>洗浄室（機械、食器具類の洗浄・消毒前）</td></tr>
<tr><td rowspan="2">非汚染作業区域</td><td>調理室
－食品の切裁等を行う場所
－煮る、揚げる、焼く等の加熱調理を行う場所
－加熱調理した食品の冷却等を行う場所
－食品を食缶に配食する場所
配膳室
食品・食缶の搬出場</td></tr>
<tr><td>洗浄室（機械、食器具類の洗浄・消毒後）</td></tr>
<tr><td></td><td rowspan="2">そ　の　他</td><td>更衣室、休憩室、調理員専用便所、前室等</td></tr>
<tr><td colspan="2"></td><td>事務室等（学校給食調理員が通常、出入りしない区域）</td></tr>
</table>

別紙

学校給食用食品の原材料、製品等の保存基準

食品名		保存温度
牛乳		10℃以下
固形油脂		10℃以下
種実類		15℃以下
豆腐		冷　蔵
魚介類	鮮魚介	5℃以下
	魚肉ソーセージ、魚肉ハム及び特殊包装かまぼこ	10℃以下
	冷凍魚肉ねり製品	−15℃以下
食肉類	食肉	10℃以下
	冷凍食肉（細切した食肉を凍結させたもので容器包装に入れたもの）	−15℃以下
	食肉製品	10℃以下
	冷凍食肉製品	−15℃以下
卵類	殻付卵	10℃以下
	液卵	8℃以下
	凍結卵	−15℃以下
乳製品類	バター	10℃以下
	チーズ	15℃以下
	クリーム	10℃以下
生鮮果実・野菜類		10℃前後
冷凍食品		−15℃以下

＊98～107頁の様式は、各自で作成する「学校給食調理員の研修計画」「衛生検査の点検表」の参考にして下さい。

学校給食調理員の標準的研修プログラム

学校給食調理員として、食中毒防止のための基礎的知識と日常業務に直結した衛生管理の実際を研修する。

区分	内　　容	ね　ら　い
1 開講にあたって	・学校給食の意義と学校給食調理員の役割 ・学校教育における学校給食の位置付け ・学校給食法 ・学校給食調理員の果たす役割	学校教育の一環として実施する給食の意義と学校給食調理員の職務と責任について理解する。 学校給食の法的根拠である学校給食法について理解する。
2 食中毒の基礎知識	主な食中毒 ①食中毒菌の種類と特徴 ②食中毒を起こす感染症の種類と特徴 ③食中毒の発生状況 ④学校給食における食中毒発生事例 ⑤学校給食衛生管理基準 ⑥食品衛生法	主な食中毒と感染症の特徴、学校給食における食中毒の発生状況、衛生管理の徹底を図るための学校給食、学校給食衛生管理基準及び食品衛生法の規定について理解する。 （指導者例） 都道府県衛生部局担当者等 都道府県教育委員会学校給食担当者
3 学校給食調理員及び施設設備の衛生管理	①学校給食調理員の衛生管理 ・健康状態の把握 ・検便 ・服装 ・手洗いの重要性 ②施設・設備の衛生管理 ・ドライ及びドライ運用 ・機械器具の衛生的取扱い方法 ・機械器具点検保守の方法 ・専用容器の使い分け ・洗浄・消毒の方法	学校給食調理員の健康管理、手洗いの方法、その他調理員の衛生管理の基本的事項について理解する。 施設・設備の衛生管理（洗浄・消毒・保管）について、基本的事項を理解する。 （指導者例） 学校薬剤師、栄養教諭等
4 作業工程上の衛生管理と衛生検査	①作業工程と作業動線 ・汚染作業区域・非汚染作業区域の区分け ・二次汚染を防ぐ作業動線 ・下処理の方法 ・加熱調理の方法 ・使い捨て手袋の取扱い方法 ②調理室における自主衛生検査 ・水質検査の方法 ・簡易検査キット等による簡易検査法 ・食器類の脂肪性残留物・でんぷん性残留物の検査方法	二次汚染防止のために必要な知識及び作業工程表や作業動線の作成方法を理解する。 水質検査・残留でんぷんと残留脂肪検査、簡易検査キットによる簡易検査など各種の検査方法を実習し、日常業務における衛生意識の高揚、衛生管理の徹底に役立てる。 （指導者例） 学校薬剤師、栄養教諭等

区分	内　　　　容	ね　　ら　　い
5 衛生管理体制	学校給食の衛生管理体制 ①学校保健委員会等の役割 ②栄養教諭等の職務 ③給食主任、保健主事、養護教諭等他の教職員との連携 ④調理室（場）における衛生管理体制	学校における衛生管理体制や養護教諭等他の教職員との連携を理解し、学校給食調理員の役割と職務の重要性を認識する。併せて、栄養教諭等の職務を理解する。 調理室（場）における衛生管理体制の中における学校給食調理員の役割を理解する。 （指導者例） 都道府県教育委員会学校給食担当者及び校長・保健主事等
6 学校給食衛生管理基準と日常点検・定期点検	学校給食衛生管理基準 ①日常点検票 ・日常点検票の記入方法 ②食品の衛生 ・食品の選定と検収方法 ・検収表（簿）の記入方法 ・食品の保存方法 ・冷蔵庫・冷凍庫における食品の保管方法 ・冷凍食品の解凍方法と取扱い ・中心温度計の使い方 ・配食の方法と留意点 ・調理済食品の保管と配送 ③保存食と検食 ・保存食の取り方 ・保存食の保管方法 ・検食の実施方法	学校給食衛生管理基準を理解し、基準に沿って日常業務の中で果たす調理員の役割を理解する。 （指導者例） 学校薬剤師、栄養教諭等
7 食中毒防止の実際	食中毒の防止の実践例紹介	先進的に行われている調理施設における食中毒防止のための工夫改善等具体的事例を紹介する。 （指導者例） 校長、場長、栄養教諭等、学校給食調理員等

定期及び日常の衛生検査の点検票

第１票　　学校給食施設等定期検査票

検査年月日　　　年　　月　　日（　）
学校（調理場）名
給食従事者：栄養教諭等　　名、調理員　　名
定期検査票作成者（職・氏名）
給食対象人員　　　人
給食調理室　　面積　　㎡

校長印

建物の位置・使用区分	1位置　ア	便所、ごみ集積場等からの位置は適切であるか。	A・B・C
	イ	校庭、道路等からほこりをかぶるおそれはないか。	A・B・C
	2広さ	食数に適した十分な広さか。	A・B・C
	3使用区分	検収、保管、下処理、調理、配膳、洗浄等は、適切に区分されているか。 □調理場内は、別添「学校給食施設の区分」により汚染作業区域、非汚染作業区域、その他に部屋単位で区分し、作業動線が明確となっている。 □食品の保管室は専用であり、食品の搬入に当たって、調理室を経由しない構造・配置である。 □検収室は、外部からの汚染を受けないような構造である。 □配膳室は、廊下と明確に区分されている。また、施錠設備がある。	A・B・C
建物の構造	4床（ドライシステム）	床をぬらさないで使用しているか。	A・B・C
	5排水溝　ア	位置、大きさは適当で、水はけは良好か。	
	イ	詰まりや逆流がなく、日常的に洗浄が行える構造となっているか。	A・B・C
	ウ	釜まわりの排水が床面に流れることはないか。	A・B・C
	6便所　ア	給食従事者の専用便所はあるか。	
	イ	食品を取り扱う場所から直接出入りできないなど位置、構造はよいか。	A・B・C
建物の周囲の状況	7排水　ア	周囲の排水はよいか。	A・B・C
	イ	給食施設内に外部の水は流入するおそれはないか。	A・B・C
	8清潔	周囲は清掃しやすいか。	A・B・C
	9廃棄物処理	調理場外に保管場所はあるか。	A・B・C
日常点検	10日常点検	日常点検は確実に行われており、記録は保存されているか。	A・B・C

評価の基準　A：良好なもの、B：普通、C：不良、改造、修理を要するもの
特に指導した事項
直ちに改造、修理を要する事項
その他気が付いた点で、措置を必要とする事項

第２票　　　学校給食設備等の衛生管理定期検査票

検査年月日　　　　年　　月　　日（　）
学校（調理場）名
給食従事者：栄養教諭等　　　名、調理員　　　名
定期検査票作成者（職・氏名）
給食対象人員　　　　　　人

校長印

項目	検査内容	評価
調理室の整理整頓等	1　調理室には、調理作業に不必要な物品等を置いていないか。	A・B・C
	2　調理室の温度と湿度が適切に保たれ、毎日記録・保存されているか。	A・B・C
調理機器・器具とその保管状況	3　調理作業に合った動線となるよう機械・機器の配置は配慮されているか。	A・B・C
	4　移動性の器具・容器のために保管設備が設けられているか。	A・B・C
	5　食肉類、魚介類、野菜類等の調理のため、それぞれ専用の器具等を備えているか。また、下処理用、調理用等調理の過程ごとに区別されているか。	A・B・C
	6　釜、焼き物機、揚げもの機、球根皮むき機、野菜裁断機、冷却機や包丁等の調理機器・器具は、保守に容易な材質と構造で、常に清潔に保たれているか。また、食数に適した大きさと数量を備えているか。	A・B・C
	7　食器具、容器や調理用器具の洗浄は、適切な方法で行われ、洗浄後の食器から残留物は検出されていないか。	A・B・C
	8　食器具、容器や調理用器具の損傷は確認され、乾燥状態で保管されているか。	A・B・C
	9　分解できる調理機械・機器は使用後に分解し洗浄・消毒、乾燥されているか。	A・B・C
給水設備	10　給水給湯設備は、必要な数が便利な位置にあるか。	A・B・C
	11　給水栓は、肘等で操作できる構造となっているか。	A・B・C
共同調理場	12　共同調理場には、調理後２時間以内に給食できるよう配送車が必要台数確保されているか。	A・B・C
シンク	13　シンクは食数に応じて、ゆとりのある大きさ、深さであるか。	A・B・C
	14　下処理室におけるシンクは、用途別に設置され、三槽式であるか。	A・B・C
	15　シンクは食品用と器具等の洗浄用を共用していないか。	A・B・C
	16　排水口は飛散しない構造か。	A・B・C
冷蔵庫・冷凍庫・食品の保管室	17　冷蔵庫や冷凍庫は、食数に応じた広さがあるか。また、原材料用と調理用が別に整備されているか。	A・B・C
	18　冷蔵庫の内部は常に清潔で整頓されており、庫内温度は適正に管理され、記録・保存されているか。	A・B・C
	19　冷凍庫の内部は常に清潔で整頓されており、庫内温度は適正に管理され、記録・保存されているか。	A・B・C
	20　食品の保管室の内部は常に清潔で整頓されており、温度、湿度は適正に管理され、記録・保存されているか。	A・B・C
温度計・湿度計	21　調理場内の温度管理のため、適切な場所に温度計・湿度計を備えているか。	A・B・C
	22　冷蔵庫、冷凍庫の内部、食器消毒庫に温度計を備えているか。	A・B・C
	23　温度計・湿度計は、正確か。	A・B・C
廃棄物容器等	24　ふた付きの廃棄物専用の容器が廃棄物保管場所に備えられているか。	A・B・C
	25　調理場にふた付きの残菜入れが備えられているか。	A・B・C
給食従事者の手洗い・消毒施設	26　位置（前室、便所の個室、作業区分毎、食堂等）や構造は良いか。	A・B・C
	27　肘まで洗える広さと深さがあり、指を使わず給水できるか。	A・B・C
	28　給水栓は温水に対応した方式か。	A・B・C
	29　衛生的に管理され、石けん液、アルコールやペーパータオル等は常備されているか。また、布タオルの使用はなされていないか。さらに、前室には個人用爪ブラシが常備されているか。	A・B・C
便所	30　防そ、防虫の設備は良いか。	A・B・C
	31　専用の履物を備えているか。	A・B・C
	32　定期的に清掃、消毒は行われているか。	A・B・C
採光・照明・通気・照明	33　作業上適当な明るさはあるか。	A・B・C
	34　自然換気の場合、側窓、天窓等による通風は良好であり、虫が入らないか。	A・B・C
	35　人工換気の場合、換気扇の位置、数量、容量は適当で十分に換気されており、破損はないか。	A・B・C
	36　夏季には直接日光がささないか。	A・B・C
防そ・防虫	37　防そ、防虫の設備は設けられているか。破損はないか。	A・B・C
	38　月１回の点検や駆除を定期的に行い、その結果が記録・保存されているか。	A・B・C
天井・床	39　天井に水滴や黒かびの発生が見られないか。	A・B・C
	40　床に破損箇所はないか。	A・B・C
清掃用具	41　整理整頓され、保管の状況は良いか。	A・B・C
	42　汚染作業区域と非汚染作業区域の共用がされていないか。	A・B・C
日常点検	43　日常点検は確実に行われており、記録は保存されているか。	A・B・C

評価の基準　A：良好なもの、B：普通、C：改善を要するもの
特に指導した事項
直ちに改善を要する事項
その他気が付いた点で、措置を必要とする事項

第３票　　　学校給食用食品の検収・保管等定期検査票

検査年月日　　　　　年　　月　　日（　）
学校（調理場）名
給食従事者：栄養教諭等　　　名、調理員　　　名
定期検査票作成者（職・氏名）
給食対象人員　　　　　　　人

校長印

区分	項目	評価
検収・保管等	1　検収に検収責任者が立ち会っているか。	A・B・C
	2　食品の情報を適切に点検し、記録・保存しているか。	A・B・C
	3　食肉類、魚介類等生鮮食品は、一回で使いきる量を購入しているか。	A・B・C
	4　納入業者を下処理室や調理室に立ち入らせていないか。	A・B・C
	5　食品は検収室で専用の容器に移し替え、衛生的に保管しているか。	A・B・C
	6　検収室では60cm以上の置台を使用しているか。	A・B・C
	7　「学校給食用食品の原材料、製品等の保存基準」に従い、保管されているか。	A・B・C
	8　牛乳は、専用の保冷庫等により温度管理が行われているか。	A・B・C
	9　泥付きの根菜類等の処理は、検収室で行っているか。	A・B・C
使用水	10　色、濁り、臭い、味に問題はないか。	A・B・C
	11　遊離残留塩素は0.1mg／Ｌ以上あるか。	A・B・C
	12　使用不適水があった場合には、保存食用の冷凍庫に保存がなされているか。	A・B・C
	13　貯水槽がある場合には、年１回以上清掃されているか。また、その記録が保存されているか。	A・B・C
検食・保存食	14　検食は責任者を定め、摂食開始30分前までに確実に行われており、検食を行った時間、検食結果が記録・保存されているか。	A・B・C
	15　保存食の採取は食品ごと（製造年月日、ロット等が異なる場合には、それぞれ）に確実に行われており、保存状態は良いか。また、廃棄日時が記録・保存されているか。	A・B・C
	16　共同調理場の受配校に直接搬入された食品は、業者毎（ロット等が異なる場合には、それぞれ）に共同調理場で保存されているか。	A・B・C
	17　展示食を保存食と兼用していないか。	A・B・C
日常点検	18　日常点検は確実に行われており、記録は保存されているか。	A・B・C

評価の基準　A：良好なもの、B：普通、C：改善を要するもの
特に指導した事項
直ちに改善を要する事項
その他気が付いた点で、措置を必要とする事項

第４票　　調理過程の定期検査票

検査年月日　　　　　年　　月　　日（　）
学校（調理場）名
給食従事者：栄養教諭等　　　　名、調理員　　　　名
定期検査票作成者（職・氏名）
給食対象人員　　　　　　　　　人

区分	検査項目	評価
献立作成	1　献立は、施設・人員の能力に対応し、作業工程や作業動線に配慮したものであるか。	A・B・C
	2　高温多湿の時期は、なまもの、和えもの等について配慮したものか。	A・B・C
	3　地域の感染症、食中毒の発生状況に配慮したものか。	A・B・C
	4　献立作成委員会を設ける等により栄養教諭等、保護者その他の関係者の意見を尊重したものか。	A・B・C
食品の購入	5　食品選定委員会を設ける等により栄養教諭等、保護者その他の意見を尊重したものか。	A・B・C
	6　食品の製造を委託する業者は、衛生上信用のおける業者を選定しているか。	A・B・C
	7　衛生上信用のおける食品納入業者を選定しているか。	A・B・C
	8　食品納入業者の衛生管理の取組を促し、必要に応じて衛生管理状況を確認しているか。	A・B・C
	9　原材料、加工食品について、微生物検査や理化学検査の結果、生産履歴等を提出させているか。また、その記録は保存しているか。さらに、検査の結果、原材料として不適と判断した場合には適切な措置を講じているか。	A・B・C
食品の選定	10　食品は、鮮度の良い衛生的なものを選定しているか。	A・B・C
	11　有害な食品添加物を使用している食品や使用原材料が不明な食品等を使用していないか。	A・B・C
	12　地域の感染症、食中毒の発生状況を考慮しているか。	A・B・C
調理過程	13　前日調理を行っていないか。	A・B・C
	14　加熱処理を適切に行い、その温度と時間が記録・保存されているか。	A・B・C
	15　中心温度計は、正確か。	A・B・C
	16　生野菜の使用については、設置者が適切に判断しているか。また、使用の際は、流水で十分洗浄するなど衛生的な取扱いを行っているか。	A・B・C
	17　料理の混ぜ合わせ、配食、盛りつけは、清潔な場所で清潔な器具を使用し、直接手を触れないで調理しているか。	A・B・C
	18　和えもの、サラダ等は、調理後速やかに冷却するなど適切な温度管理を行っているか。また、水で冷却する場合は、遊離残留塩素が0.1mg／L以上であるかを確認し、その結果と時間が記録・保存されているか。	A・B・C
	19　和えもの、サラダ等は、調理終了時に温度と時間を確認し、その記録が保存されているか。	A・B・C
	20　マヨネーズは作成していないか。	A・B・C
	21　缶詰を使用する際には、缶の状態に注意しているか。	A・B・C
二次汚染の防止	22　調理作業工程表、作業動線図を作成するとともに、作業前に確認しているか。	A・B・C
	23　器具や容器は、60cm以上の置台の上に置いているか。	A・B・C
	24　食肉、魚介類や卵は、それぞれ専用の容器等を使用しているか。	A・B・C
	25　調理員に対して、包丁やまな板の食品や処理別の使い分け等の汚染防止の指導を行っているか。	A・B・C
	26　下処理後の加熱を行わない食品や加熱後冷却する必要のある食品の保管に、原材料用冷蔵庫を使用していないか。	A・B・C
	27　加熱調理後食品の一時保存はふたをするなど適切に行っているか。	A・B・C
	28　調理終了後の食品を素手でさわっていないか。	A・B・C
	29　調理作業中にふきんは使用していないか。	A・B・C
	30　エプロン、履物等は、作業区分毎に使い分けているか。また、保管や洗浄等も区分して実施しているか。	A・B・C
食品の温度管理	31　調理作業時の室内の温度、湿度を確認し、その記録が保存されているか。	A・B・C
	32　冷蔵保管・冷凍保管する必要のある食品が常温放置されていないか。	A・B・C
	33　加熱処理後冷却する必要のある食品は、適切な温度管理を行い、加熱終了時、冷却開始時、冷却終了時の温度と時間が、記録・保存されているか。	A・B・C
	34　配食や配送時の温度管理は適切に行われているか。	A・B・C
	35　調理後の食品は適切に温度管理されているか。また、配食の時間は記録・保存されているか。	A・B・C
	36　共同調理場においては、調理場搬出時、受配校搬入時の時間を毎日、温度を定期的に記録し、その記録が保存されているか。	A・B・C
	37　加熱食品にトッピングする非加熱調理食品は、衛生的に保管し、給食までの時間を可能な限り短縮しているか。	A・B・C
廃棄物処理	38　廃棄物は、分別し、衛生的に処理されているか。	A・B・C
	39　廃棄物は、汚臭、汚液がもれないよう管理されているか。また、廃棄物用の容器は、清掃されているか。	A・B・C
	40　返却された残菜は、非汚染作業区域に持ち込んでいないか。	A・B・C
	41　廃棄物は、作業区域に放置されていないか。	A・B・C
	42　廃棄物の保管場所は、清掃されているか。	A・B・C
配送・配食	43　共同調理場においては、運搬途中の塵埃等による汚染を防止しているか。	A・B・C
	44　食品の運搬に当たっては、ふたをしているか。	A・B・C
	45　パンや牛乳の容器の汚染に注意しているか。	A・B・C
	46　給食当番等について、毎日、健康状態と服装を確認しているか。また、手洗いがされているか。	A・B・C
残品	47　残品は、翌日等に繰り越して使用していないか。	A・B・C
日常点検	48　日常点検は確実に行われており、記録は保存されているか。	A・B・C

評価の基準　A：良好なもの、B：普通、C：改善を要するもの
特に指導した事項
直ちに改善を要する事項
その他気が付いた点で、措置を必要とする事項

第5票　学校給食従事者の衛生・健康状態定期検査票

検査年月日　　　年　　月　　日（　）
学校（調理場）名
給食従事者：栄養教諭等　　　名、調理員　　　名
定期検査票作成者（職・氏名）
給食対象人員　　　　人

校長印

衛生状態	1　調理員は、髪の毛等が食品等に付着しないよう衣服等を清潔に保っているか。 2　作業前、作業区分ごと、用便後等の手洗い・消毒は確実に行われているか。 3　調理衣や調理用履物を着用したまま便所に入っていないか。	A・B・C A・B・C A・B・C
健康状態	4　定期的に健康診断が行われているか。 5　検便が毎月2回以上行われており、その結果等は保存されているか。 6　下痢、発熱等の健康状態を、毎日把握しているか。 7　感染症に罹患した疑いのある調理員等は、医療機関を受診させ、感染症疾患の有無を確認させているか。 8　化膿性疾患が手指にある場合には、調理作業への従事を禁止しているか。 9　ノロウイルスに罹患した調理員等に対して、食品に直接触れる作業をさせないなど適切な処理を行っているか。	A・B・C A・B・C A・B・C A・B・C A・B・C A・B・C
日常点検	10　日常点検は確実に行われており、記録は保存されているか。	A・B・C

評価の基準　A：良好なもの、B：普通、C：改善を要するもの
特に指導した事項
直ちに改善を要する事項
その他気が付いた点で、措置を必要とする事項

第6票　定期検便結果処置票

平成　　年　　月　　日記入

給食従事者名：	性別：男・女	年齢：　　歳

下痢をした日：平成　　年　　月　　日
検便の結果及び処置
平成　　年　　月　　日検便実施　　　　　検査機関名：

【結果】	【処置（具体的に記載すること）】
赤痢菌　：　＋　－ サルモネラ　：　＋　－ 腸管出血性大腸菌：　＋　－ 血清型O157 その他（具体的に記載すること）	

第7票　学校給食における衛生管理体制定期検査票

検査年月日　　　年　　月　　日（　）
学校（調理場）名
給食従事者：栄養教諭等　　　名、調理員　　　名
定期検査票作成者（職・氏名）
給食対象人員　　　　人

校長印

衛生管理体制	1　衛生管理責任者等は適切に定められているか。 2　衛生管理責任者は適切に衛生管理の点検を行っているか。また、その結果を記録・保存しているか。 3　校長等は、学校給食の衛生管理に注意を払い、学校給食関係者に衛生管理の徹底を促しているか。 4　校長、場長、栄養教諭等、保健主事、学校医、学校歯科医、学校薬剤師、保健所長、保護者等などが連携した学校給食の衛生管理を徹底するための学校保健委員会等の組織は設けられ、適切に運用されているか。 5　校長等は、食品に異常の発生が認められた場合には、必要な措置を講じているか。 6　校長等は、施設設備に改善が必要と認めた場合に応急措置や計画的な改善を講じているか。 7　校長等は、栄養教諭等の指導等が円滑に実施されるよう関係職員の意思疎通に配慮しているか。 8　調理に関係のない者を調理室に入れていないか。 9　調理室に学校給食関係者以外の者が立ち入る場合には、健康状況等を点検しているか。 10　調理作業後の調理室は施錠しているか。	A・B・C A・B・C A・B・C A・B・C A・B・C A・B・C A・B・C A・B・C A・B・C A・B・C

評価の基準　A：良好なもの、B：普通、C：改善を要するもの
特に指導した事項
直ちに改善を要する事項
その他気が付いた点で、措置を必要とする事項

第8票　　学校給食日常点検票

学校（調理場）名＿＿＿＿＿＿＿＿＿＿

校長（所長）検印＿＿＿＿＿＿＿＿＿＿

作成者＿＿＿＿＿＿＿＿＿＿

検査日　平成　　年　　月　　日

天気　　　　　気温

	調理前	調理中
調理室の温度	℃	℃
湿度	%	%

※栄養教諭等の衛生管理責任者が毎日点検し、校長（所長）の検印を受け、記録を保存すること。

衛生管理チェックリスト			
作業前	施設・設備		□調理場の清掃・清潔状態はよい。
			□調理室には、調理作業に不必要な物品等を置いていない。
			□主食置場、容器は清潔である。
			□床、排水溝は清潔である。
			□調理用機械・機器・器具は清潔である。
			□冷蔵庫内は整理整頓され、清潔である。
			□機械、機器の故障の有無を確認した。
			□食品の保管室の温度・湿度は適切である。
			□冷蔵庫・冷凍庫（ただし、保存食の保管のための専用冷凍庫については－20℃以下）の温度は適切である。
			□食器具、容器や調理用器具は乾燥しており、保管場所は清潔である。
			□手洗い施設の石けん液、アルコール、ペーパータオル等は十分にある。
			□ねずみやはえ、ごきぶり等衛生害虫は出ていない。
	使用水		□作業前に十分（５分間程度）流水した。
			□使用水の外観（色・濁り）、臭い、味を確認した。（異常なし、異常あり）
			□遊離残留塩素について確認し、記録した。（0.1mg／L以上あった）（　　　　mg／L）
	検収		□食品は、検収室において検収責任者が立ち会い受け取った。
			□品質、鮮度、包装容器の状況、異物の混入、食品表示等を十分に点検し、記録した。
			□納入業者は衛生的な服装である。
			□納入業者は検収時に下処理室や調理室内に立ち入っていない。
			□食品は、食品保管場所に食品の分類毎に衛生的に保管した。
	学校給食従事者	服装等	□調理衣・エプロン・マスク・帽子は清潔である。
			□履物は清潔である。
			□適切な服装をしている。
			□爪は短く切っている。
		手洗い	□石けん液やアルコールで手指を洗浄・消毒した。
		健康状態	□下痢をしている者はいない。
			□発熱、腹痛、嘔吐をしている者はいない。
			□本人や家族に感染症又はその疑いがある者はいない。
			□感染症又はその疑いがある者は医療機関に受診させている。
			□手指・顔面に化膿性疾患がある者はいない。

衛生管理チェックリスト		
作業中	下処理	□エプロン・履物等は下処理専用を使用している。
		□加熱調理用、非加熱調理毎に下処理した。
		□下処理終了後、容器・器具の洗浄・消毒を確実に行った。
		□野菜類等は流水で十分洗浄した。また、生食する場合、必要に応じて消毒した。
	調理時	□原材料は適切に温度管理した。
		□作業区分ごとに手指は洗浄・消毒した。
		□魚介類・食肉類、卵等を取り扱った手指は洗浄・消毒した。
		□調理機器・容器・器具は食品・処理別に専用のものを使用した。
		□加熱調理においては、十分に加熱し（75℃、１分間以上)、その温度と時間を記録した。
		□加熱処理後冷却した食品は、適切に温度管理し、過程ごとの温度と時間を記録した。
		□和え物、サラダ等は十分に冷却したか確認し、調理終了時の温度と時間を記録した。
		□調理終了後の食品は二次汚染を防止するため適切に保管した。
		□床に水を落とさないで調理した。
	使用水	□食品を水で冷却する場合は、遊離残留塩素について確認し、その時の温度と時間を記録した。
		□調理作業終了時に、遊離残留塩素は確認して記録した。(0.1mg／L以上あった)（　　　mg／L）
	保存食	□原材料、調理済み食品をすべて50ｇ程度採取した。
		□釜別・ロット別に採取した。
		□保存食容器（ビニール袋等）に採取し、－20℃以下の冷凍庫に２週間以上保存した。
		□採取、廃棄日時を記録した。
	配食	□調理終了後の食品を素手で扱っていない。
		□飲食物の運搬には、ふたを使用した。
		□配食時間を記録した。
		□食缶を床上60cm以上の置台等に置いた。

区分	項目
便所	□便所にせっけん液、アルコールやペーパータオルは十分にある。
	□調理衣（上下)、履物等は脱いだ。
	□用便後の手指は確実に洗浄・消毒した。
調理室の立ち入り	□部外者が立ち入った。
	□部外者の健康状態を点検・記録した。
	□部外者は衛生的な服装であった。
共同調理場受配校	□主食・牛乳や調理場を経由しない直送品は、検収票に基づき十分に点検し記録した。
	□牛乳等温度管理が必要な食品は保冷庫等により適切に保管した。
	□受配校搬入時の時刻を記録した。

<table>
<tr><th colspan="3">衛　生　管　理　チ　ェ　ッ　ク　リ　ス　ト</th></tr>
<tr><td rowspan="21">作業後</td><td rowspan="3">配送・配膳</td><td>□調理終了後、速やかに喫食されるよう配送や配膳にかかる時間は適切である。（2時間以内）</td></tr>
<tr><td>□釜別、ロット別に配送先を記録し、搬出時刻と搬入時刻を記録した。</td></tr>
<tr><td>□配送記録をつけている。</td></tr>
<tr><td rowspan="4">検食</td><td>□検食は、児童生徒の摂食30分前に実施している。</td></tr>
<tr><td>□加熱調理や冷却は、適切に行っている。</td></tr>
<tr><td>□異味、異臭、異物等の異常はない。</td></tr>
<tr><td>□検食結果については、時間等も含め記録した。</td></tr>
<tr><td rowspan="4">給食当番</td><td>□下痢をしている者はいない。</td></tr>
<tr><td>□発熱、腹痛、嘔吐をしている者はいない。</td></tr>
<tr><td>□衛生的な服装をしている。</td></tr>
<tr><td>□手指は確実に洗浄した。</td></tr>
<tr><td rowspan="3">食器具・容器・器具の洗浄・消毒</td><td>□食器具、容器や調理用器具は、確実に洗浄・消毒した。</td></tr>
<tr><td>□食器具、容器や調理用器具の損傷を確認し、乾燥状態で保管した。</td></tr>
<tr><td>□分解できる調理機械・機器は、使用後に分解し、洗浄・消毒、乾燥した。</td></tr>
<tr><td rowspan="4">廃棄物の処理</td><td>□調理に伴う廃棄物は、分別し、衛生的に処理されている。</td></tr>
<tr><td>□返却された残菜は、非汚染作業区域に持ち込んでいない。</td></tr>
<tr><td>□残菜容器は清潔である。</td></tr>
<tr><td>□廃棄物の保管場所は清潔である。</td></tr>
<tr><td rowspan="3">食品保管室</td><td>□給食物資以外のものは入れていない。</td></tr>
<tr><td>□通風、温度、湿度等の衛生状態は良い。</td></tr>
<tr><td>□ネズミやはえ、ごきぶり等衛生害虫はいない。</td></tr>
</table>

学校（共同調理場）における食中毒等発生状況報告

<table>
<tr><td colspan="3"></td><td>都道府県名</td><td colspan="3"></td></tr>
<tr><td colspan="2">学　校　名
（共同調理場名）</td><td></td><td>校　長　名
（所長名）</td><td colspan="3"></td></tr>
<tr><td colspan="2">学校・共同調理
場の所在地</td><td></td><td>電　話
番　号</td><td colspan="3"></td></tr>
<tr><td colspan="2">受　配　校　数
（共同調理場方式のみ記入）</td><td colspan="5"></td></tr>
<tr><td rowspan="11">食中毒等の発生状況</td><td>発生日時</td><td colspan="5">平成　　年　　月　　日（　　曜日）（　　時　　分）</td></tr>
<tr><td>発生場所</td><td colspan="5"></td></tr>
<tr><td rowspan="2">児童生徒数</td><td rowspan="2"></td><td>男</td><td>女</td><td>計</td><td>備　考</td></tr>
<tr><td></td><td></td><td></td><td></td></tr>
<tr><td rowspan="5">患者等数

年　月　日
現在</td><td>区　分</td><td>男</td><td>女</td><td>計</td><td>備　考</td></tr>
<tr><td>患　者　数</td><td></td><td></td><td></td><td></td></tr>
<tr><td>うち 欠席者数</td><td></td><td></td><td></td><td></td></tr>
<tr><td>うち 入院者数</td><td></td><td></td><td></td><td></td></tr>
<tr><td>うち 死亡者数</td><td></td><td></td><td></td><td></td></tr>
<tr><td>主な症状</td><td colspan="5"></td></tr>
<tr><td>発生原因
（判明している場合記入）</td><td colspan="5"></td></tr>
<tr><td colspan="2">献　立　表</td><td colspan="5">（食中毒等発生前2週間分の食品の判る献立表を添付）</td></tr>
</table>

（注）1　食中毒等発生後直ちにFAXにて報告するとともに、患者等数に変動があったときは速やかに本様式にて随時報告すること。

2　職員について該当者があったときは、備考欄に当該人員を記入すること。

3　共同調理場における患者等数は、食中毒等の発生した受配校の総計を記入し、受配校毎は別様にして添付すること。

学校における感染症・食中毒等発生状況報告

1 学校名※	
2 学校の所在地※	
3 感染症・食中毒等の発生状況 (1) 病名※	
(2) 発生年月日※	
(3) 終焉年月日	
(4) 発生の場所※	
(5) 患者数・欠席者数及び死亡者数	（下表）
(6) 発生の経緯	
4 患者及び死亡者発見の動機	
5 感染症・食中毒の発生原因	
6 感染症・食中毒の感染経路	
7 臨床症状の概要	
8 (1) 学校の処置	
(2) 学校の管理機関の処置	
(3) 保健所その他の関係機関の処置	
9 都道府県教育委員会都道府県知事の処置	
10 その他の参考となる事項	

（3 (5) 患者数・欠席者数及び死亡者数）

区分 学年	児童生徒等数			患者数			欠席者数			入院者数			死亡者数			備考
	男	女	計	男	女	計	男	女	計	男	女	計	男	女	計	
第1学年																
第2学年																
第3学年																
第4学年																
第5学年																
第6学年																
計																

（注）1　感染症・食中毒等が発生した場合、直ちに「様式2」によりFAXで報告すること。
　2　職員について該当者があったときは、(5)の備考欄に当該人員を記入すること。
　3　共同調理場の場合は、(5)に感染症・食中毒等の発生した受配校の総計を記入し、各受配校については別様にして添付すること。

2

第2部　食品・料理別の衛生管理

肉料理

焼鳥、焼肉、肉野菜炒め、トンカツ、ハンバーグ、もつ煮、棒棒鶏 など

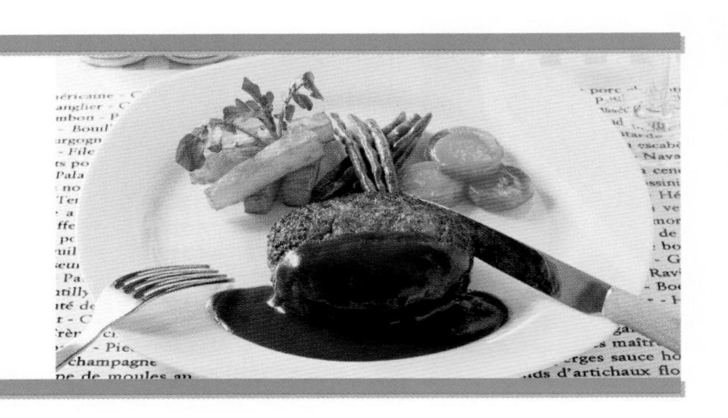

基本的な注意点

【生肉はサルモネラ属菌、カンピロバクター、下痢原性大腸菌などの食中毒菌にすでに汚染されていると考える】

○まな板、包丁、バット、ボウルなどは生肉専用を使用します。

○生肉を扱った手は、次の調理にとりかかる前に必ず流水・石けんでしっかりと2回洗浄し、消毒します。

仕入れ・保存上の注意

【仕入れは計画的に】

○必要な量だけを仕入れ、なるべく1回で使い切る包装単位のものを選びます。

【保存中は、他の食品を汚染しないように、包装や区分に注意】

○冷蔵保存の場合は、肉汁などが漏れないようにフタがしっかり閉まる容器やポリ袋に入れて、10℃以下で保存します。

○冷凍品は、ラップあるいはポリ袋で密閉して、−15℃以下で保存します。

※注意　発泡スチロール製の箱に入れたままだと、冷凍庫や冷蔵庫に入れても断熱効果でかえって冷却されません。必ず別の容器に入れ換えましょう。

【解凍は必要な量だけ。再冷凍は禁物】

○解凍は冷蔵庫内で行い、ドリップが他の食品を汚染しないように包装や容器に注意しましょう。余った分の再冷凍は、味も品質も落ちてしまいます。

特に注意を要する食中毒菌

■サルモネラ属菌■

家畜、鶏、ペットなど動物の腸管や河川、下水など自然界に広く存在する。食肉や卵、うなぎなどが食中毒の原因食品になる。低温や乾燥には強いが熱には弱く、75℃1分間以上の加熱で死滅する。

■カンピロバクター■

家畜、家きん、ペットなど動物の腸管に存在。特に鶏の保菌率が高く、鶏肉が原因食品になりやすい。他に牛レバーも原因食品になっている。野鳥、ペット等の保菌動物の糞便が水を汚染することもある。熱や乾燥に弱い。わが国で発生している細菌性食中毒のなかで、発生件数が最も多い。

■下痢原性大腸菌■

人や動物の腸管に存在する大腸菌のなかで、病原性のあるものの総称。毒素原性大腸菌、組織侵入性大腸菌、狭義の病原性大腸菌、腸管出血性大腸菌の4タイプに分類される。あらゆる食品および水が原因になる。

調理上の注意

【生肉の細菌が他の食品を汚染しないように】

○専用の調理器具（まな板、包丁、バット、ボウルなど）を用意します。

○内臓肉（きも、もつ）料理のときは、内臓肉を流水で十分洗浄してから使用します。排水は汚染されているので、シンクから他の食品や食器を汚染しないよう注意が必要です。

【下処理中も低温に保ち、細菌の増殖を防ぐ】

○漬けこみのときは必ず冷蔵庫に保管します。

○解凍は時間の余裕をもって始め、冷蔵庫の中で解凍します。室温放置や日の当たる場所での解凍は禁物です。

【中心まで十分加熱】

○野菜など他の材料と炒める場合は、まず肉に火を通してから野菜類を加えます。途中で生肉を足すことはやめましょう。

○冷凍品は表面が解凍していても中がまだ凍っていることがあるので要注意。中まで火が通っていることを必ず確認しましょう。

○調味液（たれ）をつけて加熱するときは、加熱前や加熱中につけるたれと、加熱済のものにつけるたれを区別しましょう。

○加熱のばらつきを防ぐため、材料の大きさは一定にしましょう。

◈ こんな失敗談 ◈　――サイコロステーキでサルモネラ属菌による食中毒――

6月のある日、社員食堂Aで昼食にサイコロステーキを食べた126人のうち、37人が翌日から2日後にかけて、下痢、腹痛、発熱などの症状に苦しみました。検査の結果、患者の便などからサルモネラ属菌が高率に検出されました。

サイコロステーキは、肉を焼いた後、サイの目に切って盛りつけられたものでした。細切は調理済専用のまな板で行われていましたが、途中で用意した肉が足りなくなったため、同じまな板でブロック肉を切っていたことが判明しました。そのため、生肉を汚染していたサルモネラ属菌がまな板を介して加熱済のステーキを汚染してしまったと考えられました。

▣ ポイント ▣

○加熱調理済食品と原材料を扱う器具の共用を避ける。

○原材料の取扱いは慎重に行う。

原材料と加熱済食品との器具の使いわけは大変重要です。

この社員食堂は専用の器具を用意していたにもかかわらず、一度の手抜きが大きな事故をひき起こすことになってしまいました。

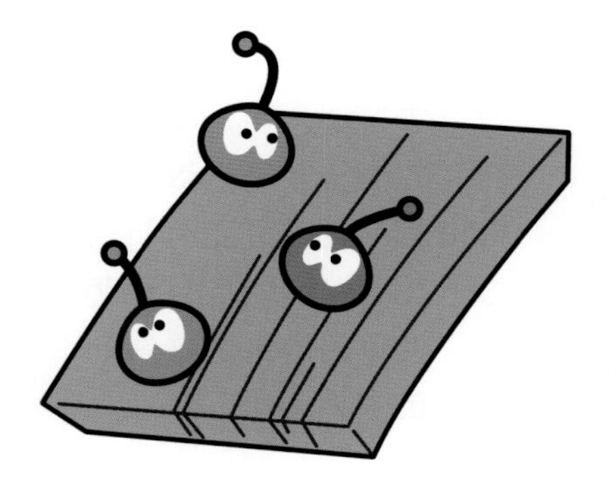

魚介類料理

刺身、魚介類のマリネ、焼き魚、照り焼き、うなぎ蒲焼、フライ、天ぷら など

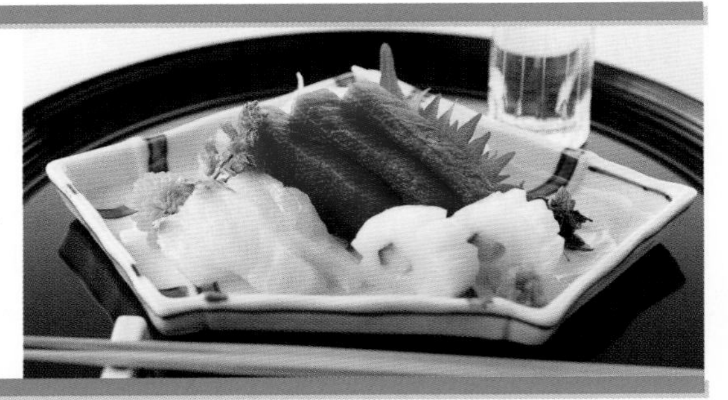

基本的な注意点

【海産魚介類は腸炎ビブリオ、生うなぎはサルモネラ属菌などの食中毒菌に汚染されていると考える】

○海産魚介類は必ず水道水（真水）で洗浄しましょう。

○魚介類の下処理用の調理器具と刺身用の調理器具は分けて使用します。

○生魚介類を扱った手は、次の調理にとりかかる前に必ず流水･石けんでしっかりと２回洗浄し、消毒しましょう。

※寄生虫にも留意して、見つけたら取り除きましょう。

仕入れ・保存上の注意

【仕入れは計画的に】

○必要な量だけを仕入れ、なるべく１回で使い切る包装単位のものを選びます。

【丸の魚はワタ、エラ、ウロコを取り除いてから保存】

○下処理をして使いやすい形にしてから保存します。

【保存中は、他の食品を汚染しないように包装や区分に注意】

○生食用鮮魚介類、ゆでだこ、ゆでがに等は保存基準が定められています（冷蔵の場合は10℃以下、冷凍の場合は－15℃以下）。

○冷蔵保存の場合は、５℃以下で、汁が漏れないようにフタがしっかり閉まる容器やポリ袋に入れます。

○冷凍品はダンボール箱から出してから保存。温度は－15℃以下にします。

※注意　発泡スチロール製の箱に入れたままだと、冷凍庫や冷蔵庫に入れても断熱効果でかえって冷却されません。必ず別の容器に入れ換えましょう。

特に注意を要する食中毒菌

■腸炎ビブリオ■

海水に存在し、主に夏季に活発に増殖する。夏に近海でとれる魚介類が主な原因食品となるが、近年は輸入魚介類が増加しているため年間を通して注意が必要。条件が整うと他の細菌の２倍以上の速さで増殖できるので、短時間で爆発的に増える。熱に弱い。

■サルモネラ属菌■

家畜、家きんなどの腸管などに存在し、魚介類ではうなぎ、すっぽんによる事故が多発している。低温や乾燥には強いが、熱には弱い。

■ノロウイルス■

生かきなどを加熱せず食べた場合や、おう吐物などで汚染された手指を介して感染する。潜伏期間は24～48時間で、11月から３月が流行期である。近年、事件数が最も多い食中毒の１つ。

【解凍は必要な量だけ。再凍結は禁物】

○解凍は冷蔵庫内で行い、ドリップが他の食品を汚染しないように包装や容器に注意しましょう。余った分の再凍結は、味も品質も落ちてしまいます。

調理上の注意

【魚介類の細菌が他の食品を汚染しないように】

○専用の調理器具を使います。特にまな板、包丁は下処理用と刺し身用を厳密に区別しましょう。うなぎを扱うときも同様です。

○調理前に流水で十分洗浄しましょう。

未処理の魚 ⇒ 体表面、エラの中、ヒレの溝　　　貝類 ⇒ 殻の表面の溝

エビ・カニ類 ⇒ 体表面、足の細部

○洗浄後の排水は汚染されているので、シンクから他の食品を汚染しないように注意しましょう。

【調理中も温度管理に注意し、細菌の増殖を防ぐ】

○手早い処理をいつも心掛けましょう。

○漬けこみや解凍は必ず冷蔵庫で行いましょう。

【中心まで十分加熱】

○ボイルエビ、タコなどの加熱済の冷凍品を使用する場合でも再加熱しましょう。

○蒲焼、照り焼きなど調味液（たれ）をつけて加熱調理するときは、加熱前や加熱中につけるたれと、加熱済のものにつけるたれを区別しましょう。

○二枚貝などノロウイルス汚染のおそれがある食品を使用する場合は、中心温度計などで確認しながら85～90℃で90秒間以上加熱しましょう。

◈ こんな失敗談 ◈　――アジフライ弁当で腸炎ビブリオによる食中毒――

7月下旬、S弁当屋のアジフライ弁当を食べた35人のうち12人が下痢、腹痛、発熱などの症状に苦しみました。検査の結果、加熱済のアジフライからは食中毒菌は検出されませんでしたが、冷蔵庫の把手や棚、流しの蛇口、弁当の生野菜や患者の糞便などから腸炎ビブリオが検出されました。

この飲食店では、生の魚介類を扱った後、水でざっと洗っただけの手で野菜の盛りつけを行うなど、食品の取扱いが悪く、生アジを汚染していた腸炎ビブリオが、手指や調理器具を介して他の食品を汚染してしまったことが原因でした。

▣ ポイント ▣

○手指は必要に応じ、正しい方法で洗浄・消毒する。

○原材料の取扱いは慎重に行い、冷蔵庫や調理場、加熱済食品を汚染しないよう注意しましょう。

特に腸炎ビブリオは、条件が整うと一般の細菌に比べて２倍以上の速さで増殖するので、弁当・仕出しでは特に注意して迅速に処理、調理することが必要です。

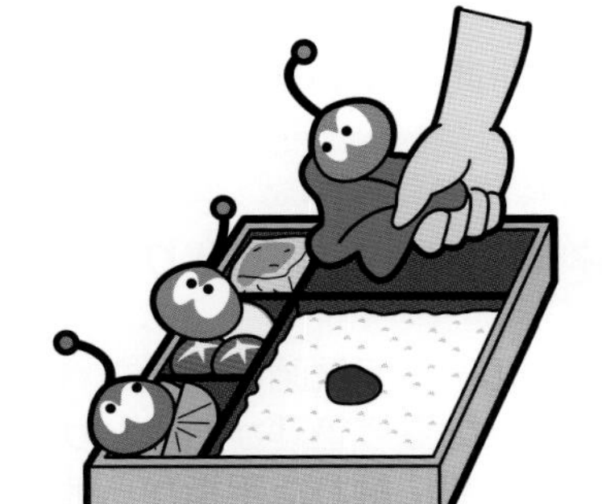

卵料理

生卵、卵入りとろろ、スクランブルエッグ、厚焼き卵、目玉焼、オムレツ、錦糸卵、茶碗蒸し、自家製マヨネーズ、自家製生菓子 など

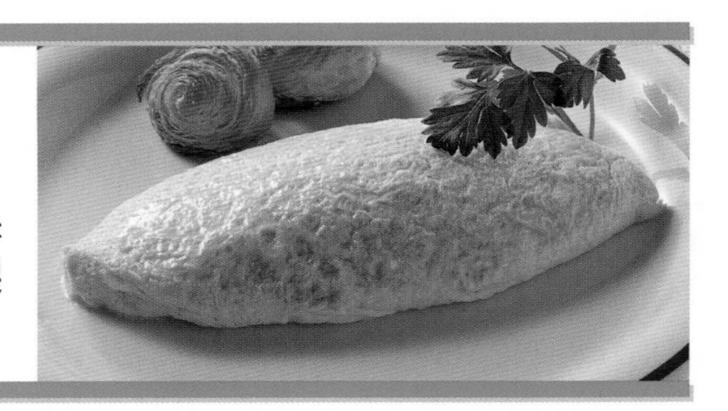

基本的な注意点

【生卵は卵内および卵殻表面がサルモネラ属菌に汚染されているものがある】

○生卵に触った後は、他の食品に触れる前に必ず流水・石けんでしっかりと2回手指を洗浄し、消毒しましょう。

○冷蔵庫から出す量は必要最小限にしましょう。室温放置は絶対にダメ。

○鶏の殻付き卵を調理に使用する場合は、「食品一般の製造、加工及び調理基準」に従い行いましょう。

【厚焼き卵など調理品は二次汚染に気をつける】

○切り分ける際は、調理食品専用の器具を使用しましょう。

【液卵はなるべく殺菌済の製品を使用する】

○未殺菌液卵を調理に使用する場合は、「食品一般の製造、加工及び調理基準」に従い行いましょう。

仕入れ・保存上の注意

【生卵は必ず冷蔵。室温放置はダメ】

○仕入れたらまずヒビ・破卵をチェック。包装や区分に注意して必ず冷蔵し、ヒビ・破卵は必ず加熱調理しましょう。

○卵殻表面についた水滴（いわゆる汗をかく）は細菌の温床になるので、使用直前に必要量だけ冷蔵庫から出します。

【加熱済の仕入れ品は必ず冷蔵又は温蔵、使用前に再加熱する】

○加熱済の仕入れ品でも運搬中の温度管理によっては細菌が増殖しているので、信用のおける製造所から仕入れ、温かいものは65℃以上、冷やして食べるものは10℃以下に保管し、再加熱できるものは再加熱します。

【液卵は容量の単位の小さい、殺菌済の製品を使用する】

○液卵は栄養的に細菌の増殖に最適な状態。開封後は一度で使い切りましょう。

○やむをえず保存する時は二次汚染のないように密閉して冷蔵保存、短期間で使い切りましょう。

卵とサルモネラ属菌

サルモネラ属菌による食中毒の主な原因食品としては、自家製マヨネーズ、卵焼き、卵入りとろろ、卵納豆、ティラミス、ババロアなど卵を使った食品が挙げられる。

産卵鶏がサルモネラ属菌を保菌していると、産卵のときに卵殻表面がサルモネラ属菌に汚染されたり、まれに卵の内部が汚染されることがある。生卵や生卵を使用した食品の温度管理が悪いとサルモネラ属菌が増殖し、生食や加熱不足が原因の食中毒を起こす。また、卵殻に触れた手指から他の食品を二次汚染して、食中毒を起こすこともある。

調理上の注意

【殻つき卵は鮮度や卵殻表面の細菌に要注意】

○卵を入れていたダンボールは調理・加工室内に持ち込まないようにしましょう。

○卵を割るときは、小さい容器に１個ずつ割り入れて、鮮度と卵殻の混入のないことを確認してから使用します。１個の不良卵が全体を汚染しないよう注意しましょう。

○何回も続けて卵をかくはんする場合、使用するボウル等の容器･器具は、必ず１回毎に洗浄し、熱湯をかけた後に使いましょう。

【温度管理に注意し、細菌の増殖を防ぐ】

○卵は割ったらすぐ使いましょう。

○自家製マヨネーズや生菓子など加熱工程のないものは、殺菌液卵を使いましょう。殻付き卵を使用する場合は、ヒビ・破卵は使用せず、産卵後の日数のなるべく短い卵を使用し、作ったらすぐに使用するとともに、１回で使い切るようにしましょう。

○卵は、料理に使う分だけ使う直前に割って、すぐに調理しましょう。決して割ったままの状態で放置してはいけません。

【十分加熱。加熱後の二次汚染にも注意】

○加熱は中心部まで75℃で１分間以上が目安です。

○加熱調理は当日使用する分だけ行い、調理後は温かく食べる料理は65℃以上、冷やして食べる料理は10℃以下に保管します。

○切り分けるときのまな板や包丁は調理食品専用のものを使いましょう。

○殻を割った生卵や調理済の卵料理を室温に長く放置してはいけません。調理が始まってから、２時間以内に消費されるように提供しましょう。

◆こんな失敗談◆　――バババロアでサルモネラ属菌による食中毒――

６月のある日、Ａ給食センターで作られた給食のデザート、ババロアを食べた小学生118人のうち61人が腹痛、下痢、発熱などの食中毒症状を起こし、うち２人が入院しました。検査の結果、給食に出されたババロアと、原材料の鶏卵、患者の便からサルモネラ属菌が検出されました。

ババロアは、鶏卵、牛乳、ゼラチン、砂糖を大鍋で加熱した後、１人分の容器に小分けされ、冷却されたものでした。鶏卵を汚染していたサルモネラ属菌が大鍋全体を汚染し、さらに不十分な加熱で生き残った菌が、小分け後の室温での放冷中に増殖したものと考えられました。

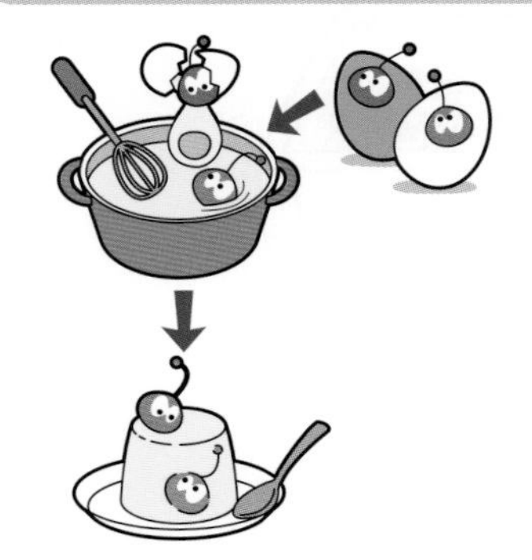

■ポイント■

○殻つき卵は卵殻の扱いに注意する。

○加熱は十分に行う。

○加熱調理後は速やかに65℃以上もしくは10℃以下に保存する。

サルモネラ属菌に汚染された卵は数は少ないものの、取扱いが悪いと食品全体を汚染します。大量調理施設では加熱不足になりやすいので、注意が必要です。

煮込み料理

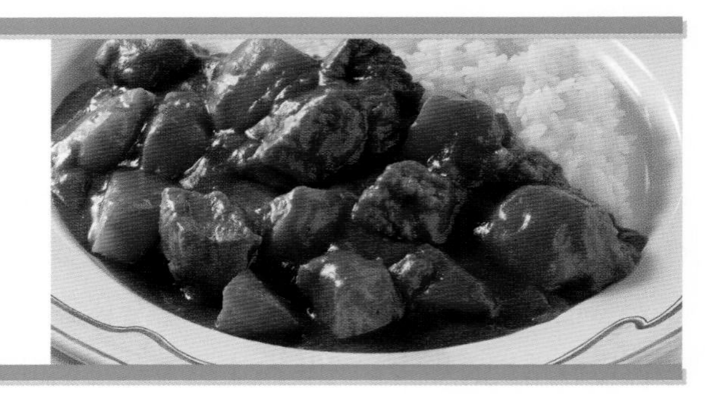

カレー、シチュー、ミートソース、デミグラスソース、スープ類、めんつゆ　など

基本的な注意点

【煮込み料理は常温保管中にウェルシュ菌が爆発的に増えることがある】

○当日使う分だけを調理し、作り置きはやめましょう。
○調理施設内に土壌やほこりをもちこまないように注意しましょう。
○「前日調理した食品でも、翌日再加熱すれば大丈夫」というのは間違いです。

特に注意を要する食中毒菌

■ウェルシュ菌■

人や動物の腸管、土壌、下水など自然界のいたるところに存在し、野菜、香辛料、食肉、魚介類など多くの食品原材料を汚染している。

酸素のないところで増殖する性質（偏性嫌気性）をもち、普段は熱に強い芽胞というカプセルのような状態で存在する。芽胞は調理の加熱刺激（ヒートショック）で発芽し、一般細菌が加熱で死滅した後の大鍋など、酸素がなく、他に競合する菌のいない状況で爆発的に増殖する。特に、大鍋で前日調理し、一晩室温で放冷した食品での食中毒事件が多い。

一度に大量に調理した給食などで食中毒事件が発生することが多いことから、「給食病」とも呼ばれている。

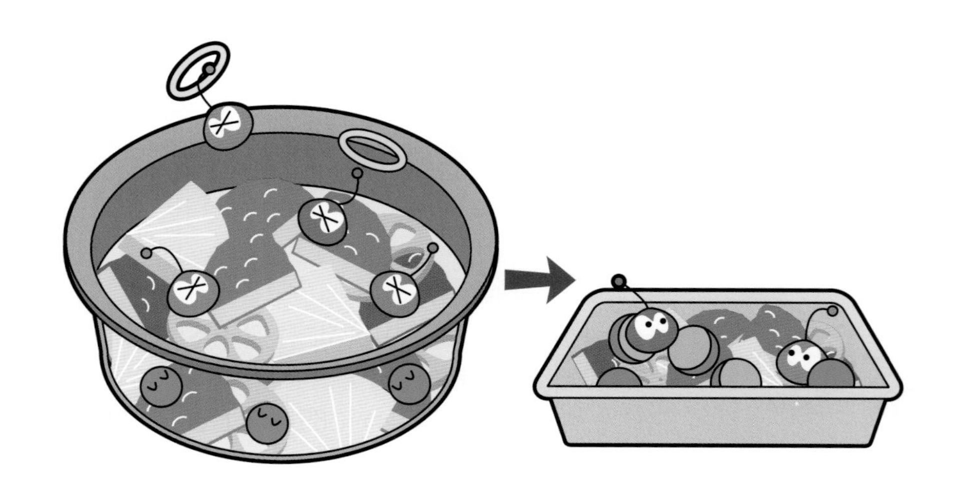

調理・保存上の注意

【土や泥を調理場内にもちこまないように注意する】

○野菜は調理場の外でよく水洗いをして、泥を落としましょう。

○調理場の外に出るときは必ず衣服と履物を替え、土壌やほこりを不用意に調理場内にもちこむことのないようにします。

【料理は当日分だけを調理し、調理後は速やかに冷却】

○一度に大量の調理を行わず、できるだけ少ない量に分けて調理しましょう。

○大きな鍋で調理加熱後は鍋のまま室温に放置したりせず、小分けして速やかに放冷・冷却します。

○調理能力を超えた無理な作業は事故のもとです。

【やむをえず作り置きする料理は、必ず冷蔵保存し、加熱してから使用する】

○前日調理した料理を鍋のまま一晩放冷し、翌日使用するようなことは絶対にやめましょう。

○作り置きしたソース類などはときどき中心まで十分に加熱し、速やかに放冷して冷蔵保存します。使用する直前は必ず中心部まで十分加熱しましょう。

◈ こんな失敗談 ◈ ――仕出し弁当の煮物でウェルシュ菌による食中毒――

2月の中旬、仕出し弁当屋Mが製造、配達した弁当を昼食に食べた503人のうち127人が夕方から翌日夜にかけて下痢、腹痛などの食中毒症状に苦しみました。検査の結果、弁当の残りの野菜の煮物などと患者の便からウェルシュ菌が検出されました。

この日は注文が重なり、いつもの2倍の数の弁当を作らなくてはならなくなったため、おかずの野菜の煮物を前日の夕方から作り始め、できた順にバットに移してそのまま室温で放置していました。また、翌日再加熱せずに盛りつけていました。原材料を汚染していたウェルシュ菌の芽胞が調理の加熱により発芽し、一晩の室温放置の間に増殖して食中毒となったものと考えられました。

▣ ポイント ▣

○調理能力以上の注文は受けない。

○前日調理と室温放置は絶対に行わない。

この仕出し弁当屋では能力以上の注文を受けてしまったため、日頃は行っていなかった前日調理をしてしまい、大きな事故をひき起こすことになってしまいました。

炒めご飯・パスタ類

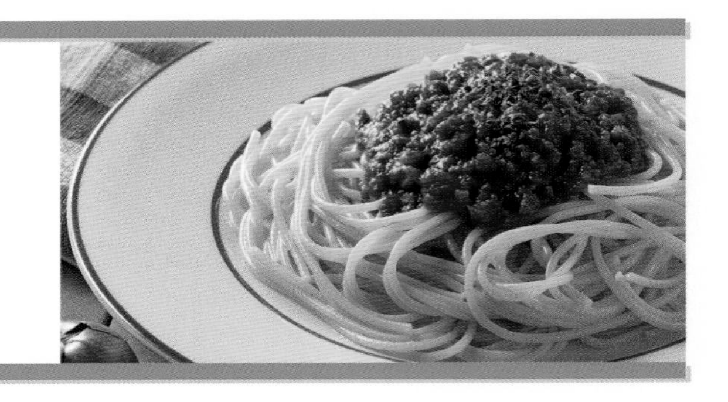

チャーハン、ピラフ、チキンライス、オムライス、スパゲッティ など

基本的な注意点

【穀類や豆類はセレウス菌に汚染されていることが多いので作り置きをしない】

○米飯やパスタ、めん類は当日使用する分だけ調理し、作り置きはやめましょう。
○調理場内に土壌やほこりをもちこまないように注意しましょう。
○「前日調理した食品でも、翌日再加熱すれば大丈夫」というのは間違いです。

特に注意を要する食中毒菌

■セレウス菌■

土壌、水中、ほこりなど自然界のいたるところに芽胞と呼ばれる熱や乾燥に耐えるカプセルのような状態で存在し、農作物をはじめ、多くの食品原材料を汚染している。

酸素の有無に関係なく増殖する性質（通性嫌気性）をもち、米飯を大量に炊飯したり、パスタを大量にゆで置きしたりすると、室温での放冷・保管中に菌が増殖し、下痢やおう吐といった食中毒症状をひき起こすいくつかの毒素（エンテロトキシンなど）を産生する。この毒素は熱に強いため、再加熱しても食中毒を防ぐことはできない。

保管中に毒素
(エンテロトキシンなど)を
産生
再加熱しても
毒は壊れない

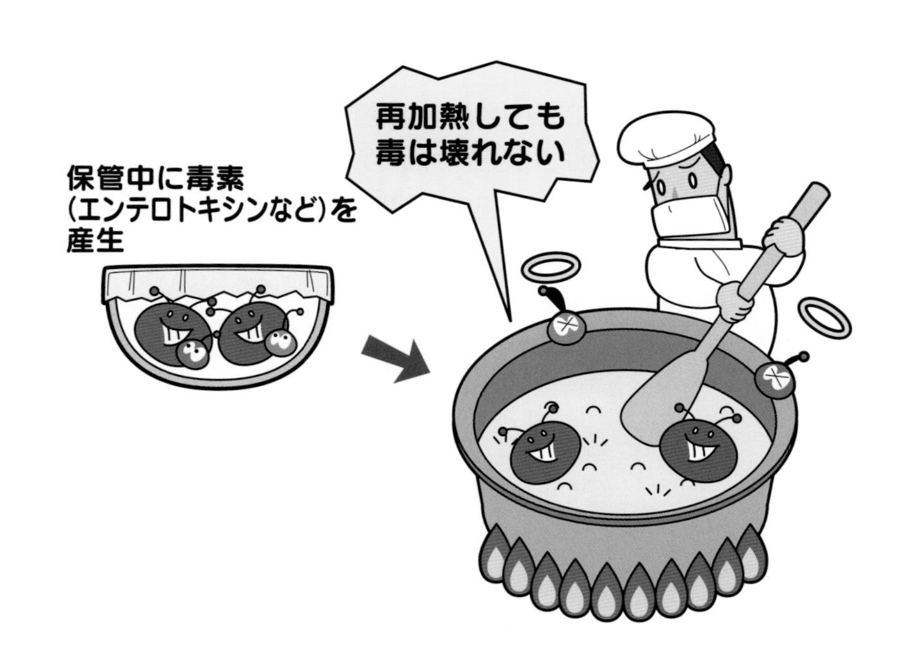

調理・保存上の注意

【セレウス菌を調理場内にもちこまないように注意する】

○野菜は調理場の外でよく水洗いをして、泥を落としましょう。

○調理場の外に出るときは必ず衣服と履物を替え、土壌やほこりを不用意に調理場内にもちこむことのないようにします。

【米や小麦を原料とする食品は、翌日まで作り置きをしない】

○一度に大量の調理を行わず、できるだけ少ない量に分けて調理しましょう。

○米飯やめんは当日使いきる分だけ調理しましょう。

○調理後は小分けするなどして速やかに放冷・冷却します。

○調理能力を超えた無理な作業は事故のもとです。

◈こんな失敗談◈ ――作り置きのパスタでセレウス菌による食中毒――

４月のある日、Ｔ社員食堂で夕食にスパゲッティ・ミートソースを食べた142人のうち68人が午後９時ごろから次々と吐き気、おう吐、下痢などの食中毒症状に苦しみました。検査の結果、冷蔵庫に作り置きされていたパスタや調理場のいたるところからセレウス菌が検出されました。

この食堂では、昼食のためにゆでて用意したパスタが予定数まで出なかったため、これを冷蔵庫に保管して、夕食にも使用していました。パスタは午前11時ごろゆで始め、昼食営業中は調理場に置いたまま使用し、冷蔵庫に入れたのは午後３時ごろでした。この間に調理場を汚染していたセレウス菌にパスタが汚染され、菌が増殖したものと考えられました。

▣ポイント▣

○米飯・パスタの作り置きはしない。

○調理後は速やかに放冷し、冷却する。

○調理場の清掃はこまめに行う。

セレウス菌は自然界に広く分布しているので、食品を汚染する危険性は常にあります。この社員食堂では、調理場内がすでに汚染されていたうえ、昼食に用意したパスタを室温に長く放置した後、夕食にも使用したことが事故をひき起こす原因となってしまいました。

盛りつけ料理

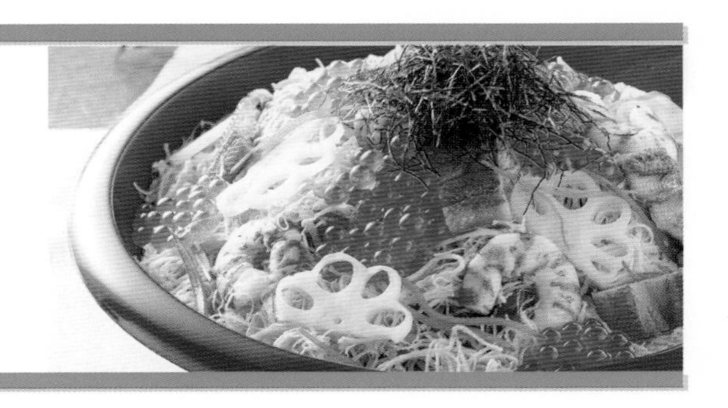

**三色そぼろごはん、ちらし寿司、
まぜごはん など**

基本的な注意点

【盛りつけの際に手指などから黄色ブドウ球菌に汚染される場合がある】

○盛りつけは、マスクや帽子を着用し、手指を流水・石けんでしっかりと２回洗浄し、消毒してから始めましょう。

○爪は短く切り、手荒れや傷がないことを確認しましょう。

○盛りつける際は使い捨ての手袋や清潔な器具を使用しましょう。なお、手指等に化膿創があった場合は調理作業に従事しないようにしましょう。

○盛りつける具を切ったり、混ぜたりするときは、加熱調理済食品専用のまな板や器具を使用しましょう。

特に注意を要する食中毒菌

■黄色ブドウ球菌■

顕微鏡で見るとブドウの房のように集まっていることからこの名がある。この細菌は切り傷、おでき、にきびなどの化膿の主原因で、化膿した部分以外にも、健康な人の鼻の中、喉、髪の毛や皮膚、爪の間、手荒れなどの人体やほこりなどの環境にも広く存在している。

洗浄不十分な手指や手荒れや傷のある手指、あるいは調理中に不用意に髪の毛や鼻などに触れた手指や調理器具を介して食品を汚染し、食品中で増殖するときに毒素（エンテロトキシン）を産生する。この毒素を食品と共に食べると、短時間で吐き気、おう吐などの症状を起こす。

エンテロトキシンは熱に大変強い性質をもち、普通の加熱程度では破壊されない。一度黄色ブドウ球菌が増殖し、エンテロトキシンが産生されてしまうと、食べる直前に再加熱して細菌を殺してもエンテロトキシンは残ってしまうので、食中毒を予防することはできない。

おにぎり、サンドイッチ、生菓子など手を多く使う食品での事故が多いが、全ての食品がこの菌に汚染される可能性があるといえる。

調理・保存上の注意

【具を盛りつけるときに手指などから黄色ブドウ球菌で汚染させないよう注意】

○盛りつける前に、手指は流水・石けんでしっかりと2回洗浄し、消毒して、清潔な器具や使い捨て手袋を使用しましょう。

○盛りつけ中は、不用意に他のものに触ったり、髪の毛や鼻などに触れないように注意しましょう。

○使い捨て手袋の破れなどに注意し、手袋を過信せず、こまめに交換するようにしましょう。

【盛りつけは十分に放冷してから行う】

○具は必ず当日調理し、十分に放冷してから使用します。

○丼物などは米飯が温かいと細菌の温床となってしまうので、十分冷ましてから具を盛りつけるようにしましょう。

【配送のときは、車内の温度管理を徹底する】

○冷却装置のない車内では、細菌が繁殖するのに最適な温度になっています。
配達・配送は迅速に。

◆こんな失敗談◆　ちらし寿司で黄色ブドウ球菌食中毒

3月のある日、法事の席でK弁当屋のちらし寿司を食べた75人のうち34人が、食後30分から次々と吐き気、おう吐、腹痛などの食中毒症状を訴え、救急車で運ばれる騒ぎとなりました。検査の結果、ちらし寿司の残り、鍋に残っていた具、調理者の手指および患者の便などから黄色ブドウ球菌が検出されました。

K弁当屋では、ちらし寿司弁当の具を鍋で煮た後、寿司飯に混ぜる際に素手で行っていましたが、調理に従事した者の手には治りかけの切り傷がありました。さらに、折詰めにするときは使い捨て手袋を使っていましたが、はずして放置した手袋を再使用するなど、その扱いはかなりずさんでした。

また、包装した弁当をダンボール箱に詰め、室温に放置するなど製品の扱いにも問題が見られました。

ちらし寿司の調理中あるいは折詰めの際に、手指から黄色ブドウ球菌に汚染され、保存中に増殖して食中毒を起こしたものと考えられました。

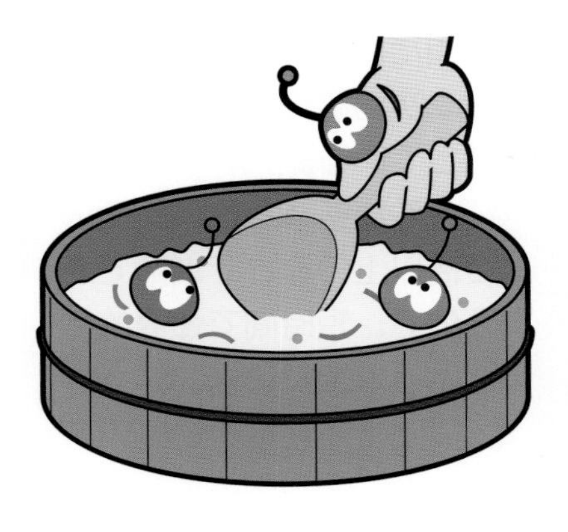

■ポイント■

○調理中は必要に応じて手指の洗浄・消毒を行う。

○使い捨て手袋を過信せず、こまめに交換する。

○製品の保管は低温で行う。

黄色ブドウ球菌は手指や髪の毛など体の各部に存在する菌なので、汚染の機会はいつでもあるといえます。特に傷は高率にこの菌に汚染されているので、手荒れ程度でも手に傷のあるときは調理を行うことは禁物です。

サラダ・和えもの

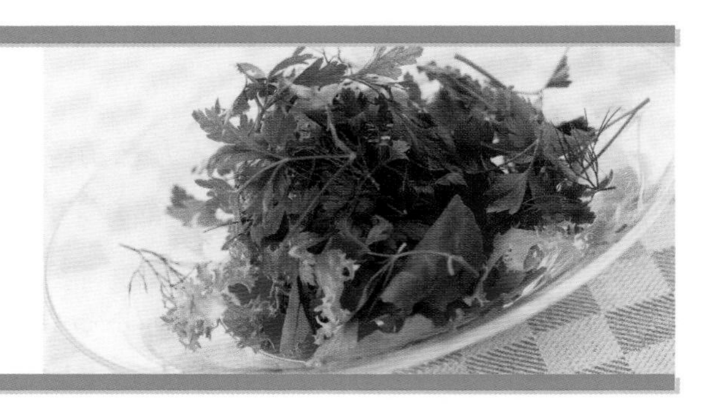

グリーンサラダ、ポテトサラダ、おひたし、ごま和え、酢みそ和え、浅漬けなどの漬物 など

基本的な注意点

【最終的に加熱されない食品は、原料の汚染をもちこんだり、他の食品や原材料から二次汚染を受けやすい】

○野菜類は十分な流水で洗浄しましょう。加熱せずに提供する場合は、必要に応じて殺菌を行うことも有効です。

○和えものは、調理器具や容器、手指からの二次汚染に特に注意しましょう。

仕入れ・保存上の注意

【サラダの原料となる野菜類は、包装、区分に注意する】

○生肉、鮮魚介類など食中毒菌に汚染されている可能性のある食品原材料と接触しないよう、冷蔵庫内を区分して保存します。

○冷凍半製品のマッシュポテトなどを使用する場合は、1回で使いきる包装単位の製品を仕入れるようにして、使いかけを保存することはやめましょう。

特に注意を要する食中毒菌

■下痢原性大腸菌■

人や動物の腸管に存在する大腸菌のなかで、病原性のあるものの総称。毒素原性大腸菌、組織侵入性大腸菌、狭義の病原性大腸菌、腸管出血性大腸菌の4タイプに分類される。

人や動物の糞便に汚染されたあらゆる食品および水が原因となる。特に、腸管出血性大腸菌は、幼小児の集団給食施設で大規模に発生している。潜伏期間が長く、発症も散発的なので原因の特定が難しい。予防は加熱調理すること。

■黄色ブドウ球菌■

切り傷、おでき、にきびなどを化膿させる原因となる菌で、化膿した部分だけでなく、健康な人の鼻の中、喉、髪の毛などいたるところに存在する。

食品のなかで増えるときに熱に強いエンテロトキシンという毒素を作り、これが食中毒の症状をひき起こす。一度エンテロトキシンが作られてしまうと、普通の加熱では壊れないので、再加熱では食中毒を防止できない。

■腸炎ビブリオ■

海水に存在し、主に夏季に活発に増殖する。海水程度の塩分(約3%)を好み、夏に近海でとれる魚介類は汚染されていることが多い。また、近年は輸入魚介類が増加しているため、年間を通して注意が必要。魚介類だけでなく、他の食品の二次汚染による事故も多発している。

条件が整うと他の細菌の2倍以上の速さで増殖できるので、短時間で爆発的に増える。加熱に弱い。

調理上の注意

【調理器具や手指を介した二次汚染に注意する】

○調理にかかる前や調理中は手指を流水・石けんでしっかりと２回洗浄し、消毒しましょう。

○手に傷のある場合は、調理を行わないか、手袋をするなどの対策を講じましょう。

○調理器具は専用のものを用意して、使用前・使用後はよく洗浄・殺菌をしましょう。

【使用する原材料は洗浄や温度管理に留意し、原材料からの汚染を防止する】

○野菜は十分な量の流水で洗浄し、清潔なざるにあけ、よく水を切ります。また、必要に応じて次亜塩素酸ナトリウム等で殺菌します。

○シーフードサラダなど魚介類を使用する料理は、なるべく熱を通したものを使うメニューにしましょう。

○浅漬けなどの漬物は、腸炎ビブリオの増殖に適した塩分濃度になっています。魚介類からの汚染に特に注意。

○冷凍半製品のマッシュポテトなどを使用する場合は、解凍･開封後は当日に使い切りましょう。

【各材料はよく放冷してから混ぜ合わせ、温度管理に注意する】

○和えものは冷却してから調味料等と和えましょう。

○魚介類を使用したものは特に温度管理に留意しましょう。

○当日使い切る分だけ調理し、調製後は必ず冷蔵しましょう。

◈こんな失敗談◈ ――キュウリの一夜漬けで腸炎ビブリオによる食中毒――

６月の中旬、Ｓ工場の社員食堂で昼食にトンカツ定食を食べた社員48人のうち24人が、夜半から翌日昼にかけておう吐、腹痛、下痢などの食中毒症状に苦しみました。検査の結果、患者の便と定食のキュウリの一夜漬け、まな板などから腸炎ビブリオが検出されました。

キュウリの一夜漬けは前日キュウリを刻んで漬けたものでしたが、そのとき使用したまな板はキュウリを切る直前にイワシを調理し、軽く水洗いしただけのものでした。鮮魚用まな板と野菜用まな板は用意されていましたが、実際は混用されている状態でした。

イワシについていた腸炎ビブリオが、まな板を汚染し、さらにキュウリを汚染し、また、一夜漬けの塩分濃度が腸炎ビブリオの増殖に適した濃度になり、夜のうちに爆発的に増殖したものと考えられました。

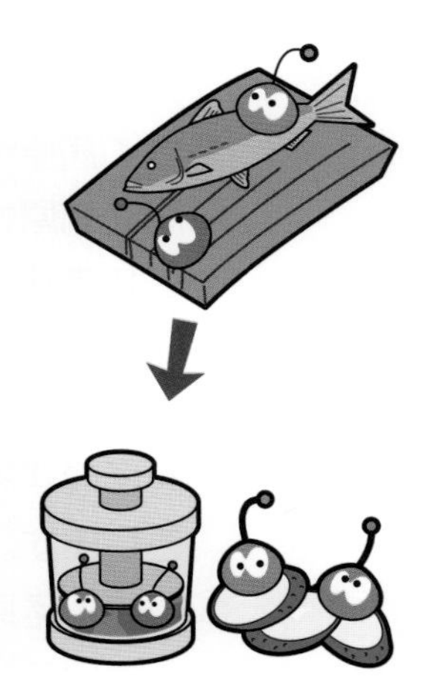

▣ポイント▣

○加熱調理済食品と原材料を扱う器具の混用を避ける。

○原材料の取扱いは慎重に行う。

サラダ・和えもの類は未加熱で食べるものです。その調理には細心の注意が必要です。

水

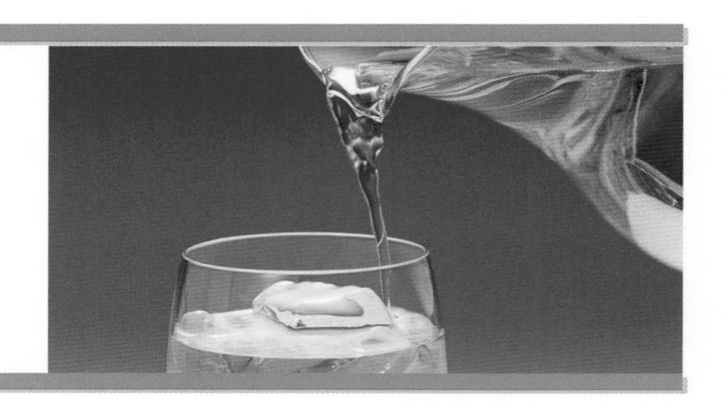

基本的な注意点

【水は下痢原性大腸菌やカンピロバクターで汚染される場合がある】

○使用水の種類および水源を把握しておきましょう。

●井 戸 水 ⇒ 要確認　●水道直結 ⇒ ほぼ安全。でも油断は禁物。

●簡易水道 ⇒ 要確認　●貯 水 槽 ⇒ 要確認

○毎日、始業前に「日常検査」を行います。

●色は？　●濁りは？　●残留塩素濃度は？

●においは？　●異物は？

○受水槽は年１回以上清掃しましょう。

○風水害などで水源が汚染された恐れがある場合は、「臨時検査」を行いましょう。
それぞれの検査結果は１年以上保存します。

特に注意を要する食中毒菌

■下痢原性大腸菌■

人や動物の腸管に存在する大腸菌のうち、人に対して病原性のあるものの総称。

①腸管病原性大腸菌…小腸に感染して腸炎等を起こします。

②腸管組織侵入性大腸菌…大腸（結腸）粘膜上皮細胞に侵入・増殖し、粘膜固有層に糜爛（びらん）と潰瘍を形成する結果、赤痢様の激しい症状を引き起こします。

③腸管毒素原性大腸菌…小腸上部に感染し、コレラ様のエンテロトキシンを産生する結果、腹痛と水様性の下痢を引き起こします。

④腸管出血性大腸菌（ベロ毒素産生性大腸菌、志賀毒素産生性大腸菌）…赤痢菌が産生する志賀毒素類似のベロ毒素を産生し、激しい腹痛、水様性の下痢、血便を特徴とし、特に、子どもや高齢者では、溶血性尿毒症症候群（HUS）や脳症（けいれんや意識障害など）を引き起こしやすいので注意が必要です。

■カンピロバクター■

動物の腸管に存在する菌で、常温の空気中では徐々に死滅する。少量の菌でも食中毒を起こすため、ビルやマンションの受水槽に混入した野鳥の死体や糞を原因とした、飲料水による大規模な食中毒事件がしばしば発生する。

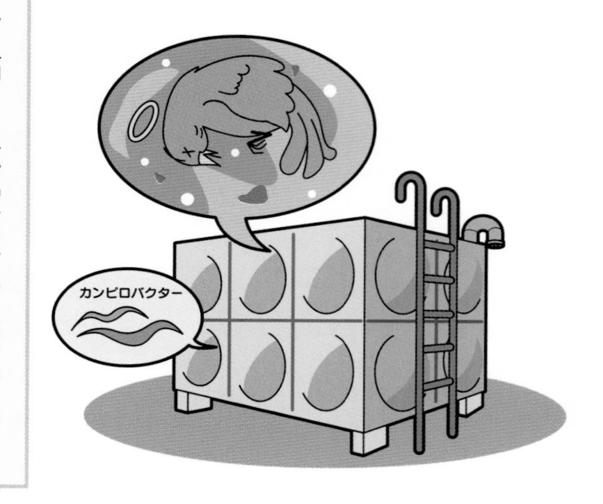

使用上の注意

【日常検査】

○毎日始業前に透明なガラスのコップに蛇口から水を汲み、異物の混入の有無、色、濁り、におい、味などに異常がないことを確認します。

○毎日始業前および作業終了後に簡易検査により、適正量の残留塩素が存在していることを確認します（遊離残留塩素濃度0.1mg／L以上）。

【定期検査と臨時検査】

○１年に１回以上、定期的に検査を行いましょう（定期検査）。

○風水害などで水源が汚染された恐れのある場合は、必要に応じ、検査を行いましょう（臨時検査）。

【受水槽を使用している場合】

○受水槽内は年１回以上清掃しましょう。また、清掃後に水質の定期検査を併せて行うようにしましょう。

○受水槽のまわりは常に清潔にして、点検口のパッキングが劣化して異物や汚水が侵入しないことを確認しましょう。

○消毒装置が設置されているものについては、正常に機能していることを毎日確認しましょう。

【万一、使用水に異常があった場合】

○運営管理責任者や水の管理責任者に届け出て、速やかに対応しましょう。

◈こんな失敗談◈ ―――飲料水の汚染による集団食中毒事件―――

ゴールデンウィークにＤ飲食店で会食した客が、２日後から次々と吐き気、おう吐、下痢、発熱などの食中毒症状に苦しみ始めました。患者はどんどん増え、この店で食事をした客だけでなく、敷地内にあった水飲み場を利用しただけの者からも患者が出ていることが判明し、最終的には患者は883人に達しました。検査の結果、患者の便とＤ飲食店が水源としていた敷地内の井戸水からカンピロバクターが検出されました。

Ｄ飲食店が水源としていた井戸の周辺には多くの野鳥が生息しており、周辺の土壌は野鳥の糞で汚染されていました。また、周辺の地形は井戸に向かって傾斜していて、雨水などが流れ込みやすくなっていました。さらに、消毒装置もなく原水をそのまま使用していたうえ、水質検査もほとんど実施されていませんでした。

■ポイント■

○井戸水を使用する場合は消毒装置を設置し、定期的な検査を必ず行う。

井戸水や受水槽を使用している場合は常に水質に注意を払い、定期検査や衛生管理を行うことが必要です。

七訂 大量調理施設衛生管理のポイント
―― HACCPの考え方に基づく衛生管理手法

2021年7月1日　発行

発行者：荘村明彦
発行所：中央法規出版株式会社
〒110-0016　東京都台東区台東3-29-1中央法規ビル
営　業　TEL 03-3834-5817　FAX 03-3837-8037
取次・書店担当　TEL 03-3834-5815　FAX 03-3837-8035
https://www.chuohoki.co.jp/
定価はカバーに表示してあります。
ISBN978-4-8058-8352-5

印刷・製本：サンメッセ株式会社